Wolfgang Ide/Katrin Vollmer/Thomas Gilbert/Winfried Vahlensieck

Kontinenztraining und Sport nach einer Prostataentfernung

Wolfgang Ide/Katrin Vollmer/
Thomas Gilbert/Winfried Vahlensieck

Kontinzenztraining und Sport nach einer Prostataentfernung

Harninkontinenz und Erektionsstörungen erfolgreich behandeln

Pflaum Verlag München

Die Autoren:

Wolfgang Ide
Sportlehrer und Physiotherapeut
Leiter der Abteilung Physiotherapie und
Medizinische Trainingstherapie der
Klinik Wildetal
Gesamtkoordination
Kapitel 1, 3, 4, 5, 6, 9

PD Dr. med. Winfried Vahlensieck
Urologe
Ärztlicher Direktor und Chefarzt der
Urologischen Abteilung der Klinik Wildetal
Kapitel 2.1, 2.2

Katrin Vollmer
Psychologische Psychotherapeutin,
Verhaltenstherapie
Praxis für Psychotherapie
Kasseler Str. 40
34560 Fritzlar
Kapitel 8

Thomas Gilbert
Urologe
Oberarzt der urologischen Abteilung
der Klinik Wildetal
Kapitel 2.3, 7

Korrespondenzadresse:
Klinik Wildetal
Günther-Hartenstein-Str. 8
34537 Bad Wildungen
Tel.: 0 56 21/88 0 – Fax: 0 56 21/88 1010
E-mail: kontakt@kliniken-hartenstein.de
Homepage:
http://www.kliniken-hartenstein.de
http://www.kontinenztraining.de

Impressum

CAVE / Warnhinweis:
Bitte beachten Sie: Die medizinische Entwicklung schreitet permanent fort. Neue Erkenntnisse, was Medikation und Behandlung angeht, sind die Folge. Autoren und Verlag haben größte Mühe walten lassen, um alle Angaben dem Wissensstand zum Zeitpunkt der Veröffentlichung anzupassen. Dennoch ist der Leser aufgefordert, Dosierungen und Kontraindikationen aller verwendeten Präparate und medizinischen Behandlungsverfahren anhand etwaiger Beipackzettel und Bedienungsanleitungen eigenverantwortlich zu prüfen, um eventuelle Abweichungen festzustellen.

Bibliografische Information Der Deutschen Bibliothek
Die Deutsche Bibliothek verzeichnet diese Publikation in der Deutschen Nationalbibliografie; detaillierte bibliografische Daten sind im Internet über http://dnb.ddb.de abrufbar.

ISBN 978-3-7905-1008-9

© Copyright 2012 by Richard Pflaum Verlag GmbH & Co. KG
München • Bad Kissingen • Berlin • Düsseldorf • Heidelberg

Alle Rechte für die verwendeten Bilder verbleiben, soweit im Text nicht anders aufgeführt, bei der Kliniken Hartenstein GmbH und Herrn Wolfgang Ide.
Alle Rechte, insbesondere die der Übersetzung, des Nachdrucks, der Entnahme von Abbildungen, der Funksendung, der Wiedergabe auf fotomechanischem oder ähnlichem Wege und der Speicherung in Datenverarbeitungsanlagen, bleiben, auch bei nur auszugsweiser Verwertung, vorbehalten.
Die Wiedergabe von Gebrauchsnamen, Handelsnamen, Warenbezeichnungen usw. in diesem Werk berechtigt auch ohne besondere Kennzeichnung nicht zu der Annahme, dass solche Namen im Sinne der Warenzeichen- und Markenschutzgesetzgebung als frei zu betrachten wären und daher von jedermann benutzt werden dürften. Wir übernehmen auch keine Gewähr, dass die in diesem Buch enthaltenen Angaben frei von Patentrechten sind; durch diese Veröffentlichung wird weder stillschweigend noch sonst wie eine Lizenz auf etwa bestehende Patente gewährt.

Satz: Elisabeth Schimmer, Ergoldsbach
Druck und Bindung: Sommer media GmbH & Co. KG, Feuchtwangen

Informationen über unser aktuelles Buchprogramm finden Sie im Internet unter: http://www.pflaum.de

Inhalt

1	**Einleitung**	7
2	**Die Krankheitsbilder**	10
2.1	Harninkontinenz	10
2.1.1	Formen der Harninkontinenz	13
2.2	Krebserkrankungen	15
2.2.1	Prostatakarzinom	15
2.2.2	Harnblasenkarzinom	17
2.3	Erektionsstörungen	20
2.3.1	Die Erektion	21
2.3.2	Ursachen von Erektionsstörungen	22
2.3.3	Behandlungsmöglichkeiten der erektilen Dysfunktion	22
3	**Kontinenztraining**	28
3.1	Beckenbodengymnastik für Frauen – Kontinenztraining für Männer?	29
3.2	Kontinenztraining nach Ide	32
3.2.1	Information	35
3.2.2	Unterstützung des Heilungsprozesses	36
3.2.3	Training der bewusst anzuspannenden Muskulatur	37
3.2.4	Fördern der unbewusst arbeitenden Muskulatur	46
3.2.5	Konditionierung	50
3.2.6	Ergänzende Maßnahmen	53
3.2.7	Kontinenztraining für Männer – einige Monate oder Jahre nach der kompletten Entfernung der Prostata	57
3.2.8	Trainingspläne	61
3.2.9	Häufig von Patienten gestellte Fragen	65
4	**Trainingsprogramme zur Therapie von Erektionsstörungen**	69
4.1	Kräftigung der Beckenbodenmuskulatur	70
4.2	Verbesserung der Durchblutung	71
5	**Medizinische Trainingstherapie**	74
5.1	Krafttraining	76
5.2	Ausdauertraining	80
5.2.1	Ausdauertraining zur Stimulierung des Immunsystems	86
5.2.2	Fettverbrennung beim Ausdauersport	88

5.3	Gleichgewicht und Mobilisation	96
6	**Massage, Elektrotherapie und medizinische Bäder**	101
6.1	Massage	101
6.2	Elektrotherapie	104
6.3	Medizinische Bäder	105
7	**Ernährung**	106
8	**Psychologische Therapie**	110
8.1	Psychologische Beratung	111
8.1.1	Krankheitsbewältigung	111
8.1.2	Psychologische Unterstützung bei Problemen außerhalb der Krankheitsfolgen	122
8.2	**Psychologische Schulungsprogramme**	123
9	**Operative Verfahren, die bei verbliebener Harninkontinenz eingesetzt werden können**	127
10	**Anhang**	130
10.1	Anschlussheilbehandlung und stationäre Rehabilitation	130
10.2	Selbsthilfegruppen	133
10.3	Vorsorgeuntersuchungen und Warnsignale	135
10.4	Glossar	138
10.5	Weiterführende Literatur	140

1 Einleitung

Die urologische Rehabilitation ist ein Bereich der Medizin, der zunehmend an öffentlichem Interesse gewinnt. Lange Jahre waren Erkrankungen wie Harninkontinenz oder Erektionsprobleme Tabuthemen und mit Scham behaftet. Gespräche über solche Probleme waren nur „hinter vorgehaltener Hand" möglich. Glücklicherweise beobachten wir eine zunehmende Öffnung für urologische Fragen. In diesem Sinne möchte das vorliegende Buch dazu beitragen, dem Patienten, Physiotherapeuten und Arzt einen vertieften Einblick in die Therapiemöglichkeiten der urologischen Rehabilitation zu geben.

Die Idee einer Rehabilitation nach Operationen oder nach akuter Therapie verschiedener Erkrankungen ist nicht neu. Bereits in der antiken chinesischen und indischen Medizin war die Meinung, dass körperliche Aktivität und bestimmte Bewegungen den Heilungsverlauf nicht nur unterstützen, sondern auch der Entstehung von Krankheiten vorbeugen können, weit verbreitet. Im antiken Griechenland führte das Wissen um die positiven Wirkungen von bestimmten Bewegungsformen zur Entwicklung der Gymnasien. Sowohl Platon als auch Hippokrates und Aristoteles haben sich mit den Themen Rehabilitation und Prävention durch körperliches Training befasst. Gleiches gilt auch für passive Anwendungen wie zum Beispiel die Massage.
Mit dem Zerfall des Römischen Reiches gingen in Europa das antike medizinische Wissen und damit die Kenntnisse über die heilsame Wirkung dieser Therapien weitestgehend verloren. Schwere Erkrankungen wurden im Mittelalter als gottgewollte und unabänderliche Leiden angesehen. Selbst der sozial eingestellte Karl Friedrich Marx (1796–1877) schrieb noch Anfang des 19. Jahrhunderts: „Mitleid mit Krüppeln und Personen, die an ekelhaften Übeln laborieren, hat sich darauf zu beschränken, für deren angemessenen Aufenthalt in Siechhäusern mit Gärten, die sie jedoch nie verlassen dürfen, zu sorgen."
Heilkundige wie Pfarrer Kneipp (1821–1897) haben darauf hingewirkt, Therapiemaßnahmen, die zu den Anwendungsformen der Rehabilitation gehören, nach und nach wieder bekannt zu machen. In den letzten zwanzig Jahren hat die aktive Therapie im Vergleich zu passiven Anwendungen in unserem

Kulturkreis einen immer größeren Stellenwert bekommen. Parallel hierzu hat sich gerade die stationäre Rehabilitation von einer Kur- und Bademedizin zu einer wissenschaftlich abgesicherten Sparte der Medizin entwickelt, die sehr gute Erfolge zeigt.

Ziel der Rehabilitationsmedizin ist es, die Lebensqualität des Patienten nach Operationen oder schweren Erkrankungen zu verbessern. Die Therapie von gesundheitlichen Defiziten verfolgt dabei drei Hauptziele:
▷ Wiederherstellung gestörter Funktionen
▷ psychosoziale Wiedereingliederung
▷ berufliche Wiedereingliederung.

Die Probleme, unter denen Patienten im Rahmen der urologischen Rehabilitation leiden, sind vielschichtig. So hat z.B. ein Patient nach einer kompletten Entfernung der Prostata häufig drei schwerwiegende funktionelle und psychische Beeinträchtigungen zu verarbeiten: erstens die Tatsache, dass er an Krebs erkrankt ist, zweitens die Harninkontinenz und drittens die Unfähigkeit zur Erektion. Schon eines dieser Probleme würde ausreichen, um einen bisher Gesunden „aus der Bahn zu werfen". Ein wissenschaftlich abgesichertes, multidisziplinäres Vorgehen ist daher nötig, um die Lebensqualität des Patienten zu verbessern. Hierbei ergänzen sich Arzt, Psychologe und Physiotherapeut. Sie bilden ein Team, das auf die komplexen Probleme der Patienten fachspezifisch und kompetent reagieren kann.

Das vorliegende Buch stellt dar, welche Therapiemöglichkeiten dem Patienten im Rahmen der Rehabilitation geboten werden. Patienten, Physiotherapeuten und Ärzten soll ein Überblick gegeben werden, welche Therapieformen bei speziellen urologischen Erkrankungen nach unserer langjährigen Erfahrung hilfreich sind und wie diese gestaltet sein sollten.

Im *Kapitel 2* werden die für dieses Buch relevanten Krankheitsbilder dargestellt. Das Kapitel kann selbstverständlich die Untersuchung und die Beratung durch einen Arzt nicht ersetzen, sondern soll Interessierte allgemein und überblicksartig informieren.
Die *Kapitel 3–9* beschreiben die wichtigsten Therapieoptionen der urologischen Rehabilitation und ergänzend auch die operativen Verfahren. Der Leser erfährt, welche Anwendungsformen und Maßnahmen für seine persönlichen Probleme in der Regel sinnvoll einzusetzen sind und wie diese in etwa gestaltet sein sollten.

1 Einleitung

Auch diese Kapitel können und sollen die Behandlung durch einen erfahrenen Therapeuten nicht ersetzen.

Kapitel 10 beantwortet formale Fragen zur stationären Rehabilitation und regt eine Kontaktaufnahme zu Selbsthilfegruppen an.

Wir haben uns bemüht, in diesem Buch Fremdwörter und Fachbegriffe soweit wie möglich zu vermeiden. In einigen Fällen war die Verwendung von medizinischen Fachbegriffen jedoch nicht zu umgehen. Bitte schlagen Sie diese Begriffe im *Kapitel 10* nach.

Das vorliegende Buch wurde vorwiegend für Patienten geschrieben. Wir haben aufgrund der besseren Lesbarkeit auf die in wissenschaftlichen Arbeiten üblichen Quellenangaben und Literaturhinweise verzichtet. Der interessierte Leser findet am Ende des Buches Hinweise zu weiterführender Literatur.

Die Autoren hoffen, dass dieses Buch den Betroffenen aber auch Therapeuten und Ärzten einen Einblick in die vielversprechenden Therapieoptionen der urologischen Rehabilitation nach einer Prostata- oder Blasenentfernung ermöglicht. Weiterhin ist es unser Ziel, die immer noch bestehende Tabuisierung der Gesamtproblematik zu überwinden und vor allem die Lebensqualität der Patienten langfristig zu verbessern.

Aufgrund der einfacheren Lesbarkeit haben wir durchgehend die männliche Form der Begriffe und der Anrede gewählt.

2 Die Krankheitsbilder

In diesem Kapitel möchten wir Ihnen einen kurzen Einblick in die Krankheitsbilder geben. Dieser Einblick kann selbstverständlich die ausführliche Beratung durch einen Arzt nicht ersetzen.

2.1 Harninkontinenz

Im Rahmen der funktionellen Defizite steht die Harninkontinenz deutlich an erster Stelle. Die Harninkontinenz nach Operationen empfindet der Patient subjektiv oft als Rückfall in die Kindheit, so dass häufig das Selbstwertgefühl leidet. Durch den Urinverlust ist die Arbeitsfähigkeit in vielen Fällen gefährdet. Außerdem erfolgt nicht selten ein sozialer Rückzug. Durch den schnellen Ablauf von Diagnostik und Therapie in der Akutklinik kommt es manchmal zu ungenügender Verarbeitung des Geschehens.

Wie wird die Harninkontinenz diagnostiziert und eingeschätzt?

Neben der Frage, ob überhaupt ungewollt Urin verloren geht, ist es zunächst wichtig nach Einflussfaktoren und Ursachen zu fragen. Dies können vorangegangene Operationen, urologische Erkrankungen, Medikamente oder lokale Ursachen am Harntrakt sein.

Die Menge des Harnverlustes wird nach den Kriterien der Internationalen Continence Society durch einen *Vorlagentest* (engl. Pad-Test) beurteilt. Dabei führt der Patient innerhalb einer Stunde verschiedene Manöver durch:

▷ Vorlage wiegen und einlegen
▷ 15 Minuten sitzen und 500 ml trinken
▷ 30 Minuten gehen, Treppen steigen

2.1 Harninkontinenz

▷ 15 Min Aktivität (10 x hinsetzen und aufstehen, 10 x kräftig husten, 1 Minute auf der Stelle laufen, 5 x Dinge vom Fußboden aufheben, 1 Minute die Hände unter laufendem Wasser waschen)
▷ Vorlage entfernen und wiegen
▷ Wasser lassen, Menge notieren.

Dieser Test kann auch als 24-Stunden-Test mit dem Wiegen der verschiedenen Vorlagen vor und nach Gebrauch durchgeführt werden. Wichtig ist, durch ein sogenanntes *Miktionsprotokoll* über zwei bis drei Tage die Häufigkeit des Wasserlassens, die durchschnittliche Harnblasenkapazität, die Zahl der Inkontinenzepisoden und den Vorlagenverbrauch zu kontrollieren.

Durch eine spezielle Untersuchung des Urins sollte eine begleitende *Harnwegsinfektion* ausgeschlossen werden.

Bei der klinischen Untersuchung des harninkontinenten Mannes sollte eine *Beurteilung der Schließmuskelanspannung* (Versuch, den fiktiven Harnstrahl zu unterbrechen) über den Darm erfolgen. Dieser Test ergibt jedoch nur eine Aussage über die Funktion des Harnröhrenschließmuskels, wenn ein erfahrener Arzt versucht, wirklich den Schließmuskel der Harnröhre zu fühlen. Von der Kontraktionskraft des Afterschließmuskels oder der Beckenbodenmuskulatur darf nicht auf die Funktionsfähigkeit des Harnröhrenschließmuskels geschlossen werden.

Die *Ultraschalluntersuchung* von Nieren und der Harnblase sowie die Prüfung des Restharns nach Entleerung der Blase ermöglichen eine Beurteilung der Harntraktstruktur und der Entleerungsfunktion der Harnblase.

Durch die sogenannte *Harnstrahlmessung* oder Uroflowmetrie können Blasenentleerungsfunktion und Schließmuskelentspannung während des Wasserlassens anhand einer sogenannten *Miktionskurve* geprüft werden *(Abb. 2.1–2.3)*.

Bei der Durchführung einer *Spiegelung* von Harnröhre und Harnblase (Urethrozystoskopie) werden Fisteln, Tumoren, Entzündungen und krankhafte Veränderungen der Harnröhre, des Blasenhalses bzw. der Harnblase entdeckt. Außerdem können die Harnblase und auch der Schließmuskel bezüglich der Funktion beurteilt werden. Durch die Urethrozystoskopie (s. S. 54 Videoendoskopie) ist es möglich, die Funktion des Harnröhrenschließmuskels optisch zu beurteilen.

Gelegentlich sind *Röntgenuntersuchungen* erforderlich, die über Steine, Funktionsstörungen, Missbildungen oder Harnröhrenverengungen informieren. Eine *Harnblasendruckmessung* (Urodynamik, Zystomanometrie der Speicherphase des Harns), bei der die Blase kontinuierlich mit lauwarmer Kochsalzlösung gefüllt

Kapitel 2 Die Krankheitsbilder

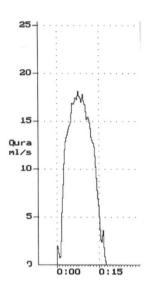

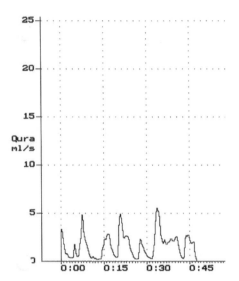

oben links: Abb. 2.1
Normaler Harnstrahl.

oben rechts: Abb. 2.2
Mit zahlreichen Spitzen versehener Harnstrahl, wie er bei einer Störung der Nervensteuerung der Harnblase und des Schließmuskels vorkommt.

rechts: Abb. 2.3
Stark abgeschwächter Harnstrahl, wie er bei einer narbigen Einengung des Harnblasenausganges vorliegt.

und der entstehende Blasendruck regelmäßig gemessen wird, schließt eine Instabilität (vorzeitiges Zusammenziehen) der Blasenmuskulatur aus. Diese kann nach Operationen im kleinen Becken, wie z.B. der kompletten Entfernung der Prostata, in bis zur Hälfte der Fälle auftreten.

Bei der *Elektromyographie* (s. S. 53) wird die elektrische Aktivität der Beckenboden- und Schließmuskulatur registriert. So können Funktionsstörungen des Schließmuskels der Harnröhre jedoch nur ausgeschlossen werden, wenn eine

Nadelelektrode direkt in den Sphinkter eingebracht wird und ergänzend die korrekte Verschlussfähigkeit des Harnröhrenschließmuskels mittels einer Spiegelung beobachtet wird. Dieses sehr aufwendige und eingreifende Vorgehen wird jedoch außerhalb wissenschaftlicher Studien in der Routine nicht durchgeführt.

Durch das *Harnröhrendruckprofil* (Ableitung des Drucks in der Harnröhre) an verschiedenen Orten, einmal in Ruhe und zum anderen bei Hustenstößen (Stressprofil) lässt sich die Belastungsinkontinenz objektivieren.

2.1.1 Formen der Harninkontinenz

Wir unterscheiden sechs wichtige Formen der Harninkontinenz, die im folgenden Text näher beschrieben werden sollen.

Belastungsharninkontinenz

Bei der Belastungsharninkontinenz (früher Stressharninkontinenz) wird bei körperlicher Anstrengung ungewollt Urin verloren, ohne dass ein Harndrang auftritt. Dabei übersteigt bei Belastung der Druck in der Harnblase den Druck im Schließmuskelbereich, so dass ein ungewollter Urinverlust auftritt. Im täglichen Leben passiert dies z.B. bei körperlicher Anstrengung.

Der klinische Schweregrad der Stressinkontinenz wird nach Ingelman/Sundberg in drei Kategorien eingeteilt:
Grad I: Harnverlust beim Husten, Niesen, Pressen und schweren Heben
Grad II: Harnverlust beim Gehen, Bewegen, Aufstehen
Grad III: Harnverlust auch im Liegen.

Nach dem Urinverlust im Pad-Test (Vorlagentest, s. Kap. 2.1) lässt sich die Harninkontinenz in vier Schweregrade einteilen:
Grad I: bis 2 g Harnverlust
Grad II: 2 bis 10 g Harnverlust
Grad III: 10 bis 50 g Harnverlust
Grad IV: über 50 g Harnverlust.

Dranginkontinenz

Bei der Drang- oder Urgeinkontinenz wird die Inkontinenz von einem sehr starken Harndrang begleitet. Es lassen sich zwei verschiedene Formen unterscheiden:
▷ Bei der *sensorischen Dranginkontinenz* liegt keine unwillkürliche Anspannung

der Blasenwandmuskulatur vor. Vielmehr findet sich ein früher erster Harndrang mit Einleitung des normalen Wasserlassens bei verminderter Blasenkapazität.
▷ Bei der *motorischen Dranginkontinenz* tritt schon bei geringem Blasenfüllungsvolumen eine erhöhte Spannung der Blasenwandmuskulatur mit dadurch ausgelöstem ungewolltem Urinverlust auf.

Als Ursachen der Dranginkontinenz kommen Harnwegsinfektionen, interstitielle Zystitis (sterile Entzündung der Harnblasenwand), Radiozystitis und Chemozystitis (entzündliche Veränderungen der Harnblasenwand nach Bestrahlung oder Chemotherapie), intravesikale Obstruktion (Behinderung des Urinabflusses aus der Blase), anatomische Missbildungen, Fremdkörper, Steine, Tumoren oder psychische Ursachen in Frage.
Kommt es nur zu einer Überaktivität der Harnblasenwandmuskulatur ohne Urinverlust, spricht man von einer Detrusorhyperreflexie (Anspannung der Harnblasenwand mit Harndranggefühl, ohne Urinverlust)

Reflexinkontinenz

Wenn die Erkrankung der Harnblasenwandmuskulatur (überschießende Aktivität) durch Schäden im Bereich der Nerven hervorgerufen wird, spricht man von einer Reflexinkontinenz. Ursache können verschiedene Formen von Nervenschäden sein. Eine Reflexinkontinenz tritt insbesondere auf, wenn die Nervenstrukturen der Willkürkontrolle der Harnspeicherung geschädigt sind. Der ungewollte Urinverlust tritt oft schwallartig ohne Druckmissempfinden auf.

Überlaufinkontinenz

Eine Überlaufinkontinenz liegt dann vor, wenn der Druck in der Harnblase den Druck in der Harnröhre wegen mechanischer Überfüllung der Harnblase übersteigt. Dies ist immer dann der Fall, wenn eine Behinderung des freien Harnabflusses vorliegt, z.B. bei Vergrößerung der Prostata, aber auch bei Harnröhrenverengungen oder funktionellen Störungen der Harnblasenentleerung.

Extraurethrale Inkontinenz

Bei der extraurethralen Inkontinenz liegt ein unwillkürlicher Harnverlust unter Umgehung der Schließmuskulatur des Harntraktes vor. Dies kann entweder bei angeborenen Missbildungen, aber auch bei urogenitalen Fisteln oder Verletzungen des Harntraktes auftreten.

Enuresis

Als Enuresis (nocturna) wird das Einnässen im Schlaf an mindestens zwei Nächten pro Monat nach dem fünften Lebensjahr ohne auffällige Tagessymptomatik oder Harnwegsinfektionen bezeichnet. Der Urinverlust kann durch abnorme Trink- und Harnblasenentleerungsgewohnheiten, einen speziellen Hormonmangel, eine Entwicklungsverzögerung des Zentralnervensystems und psychosoziale Stresssituationen bedingt sein.

2.2 Krebserkrankungen

Im Rahmen dieses Buches sind das Prostatakarzinom und das Harnblasenkarzinom von besonderer Bedeutung. Sie werden im folgenden Text kurz dargestellt.

2.2.1 Prostatakarzinom

Das Prostatakarzinom (Prostatakrebs) ist noch vor dem Lungenkrebs der häufigste bösartige Tumor beim Mann. Er betrifft vor allem ältere Männer. Pro Jahr werden etwa 63.000 Erkrankungen in Deutschland (Stand 2008) diagnostiziert, bei ständig steigender Tendenz. Die Lebensweise in den industrialisierten Ländern (fettreiche und faserarme Ernährung, Rauchen) , aber auch genetische Faktoren begünstigen seine Entstehung. Typische Frühsymptome gibt es nicht. Beim fortgeschrittenen Prostatatumor können Schmerzen, aber auch Blutbeimengungen im Urin oder Sperma auftreten. Ischiasbeschwerden oder Knochenschmerzen deuten auf Knochenmetastasen hin.

Was versteht man unter einer radikalen Prostataentfernung?

Wenn durch die verschiedenen Untersuchungsverfahren ein organbegrenzter Tumor festgestellt wurde, wird die Prostata durch eine Radikaloperation über einen Schnitt von Unterbauch oder Damm her oder über mehrere kleine Schnitte („Gucklochchirurgie" mit und ohne Roboterunterstützung) komplett, einschließlich der Samenblasen, entfernt. Bei der Operation wird gleichzeitig häufig ein Teil der Lymphknoten entfernt, um eine Streuung in diese Lymphknoten auszuschließen bzw. nachzuweisen. Anschließend wird die Harnblase zum äußeren Schließmuskel heruntergezogen und durch Nähte mit der Harnröhre verbunden. Der Harnblasenschließmuskel oder innere Schließmuskel wird bei dieser Operationstechnik in der Regel mit entfernt *(Abb. 2.4–2.6).*

Kapitel 2 Die Krankheitsbilder

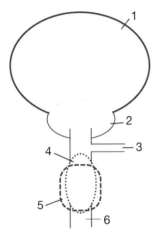 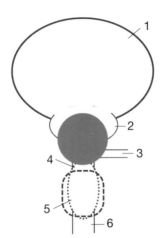 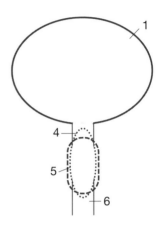

Abb. 2.4 Situation vor der Operation, 1 = Harnblase, 2 = Harnblasenschließmuskel, 3 = Samenleiter, 4 = unbewusst (innen) gesteuerter und 5 = bewusst (außen) gesteuerter Harnröhrenschließmuskel, 6 = Harnröhre.

Abb. 2.5 Situation vor der Operation mit Prostata (grau).

Abb. 2.6 Aufbau des muskulären Kontinenzmechanismus nach der Entfernung der Prostata. Der Harnblasenschließmuskel, die Prostata, die Samenleiter und die nicht eingezeichneten Samenbläschen wurden entfernt.

Gibt es andere Therapiemöglichkeiten?

Patienten, die aufgrund eines schlechten Allgemeinzustandes nicht operiert werden können oder eine Operation ablehnen, werden alternativ von außen bestrahlt bzw. erhalten eine sogenannte interstitielle *Strahlenbehandlung*, bei der Strahlenquellen über dünne Hohlnadeln in die Prostata eingebracht werden und entweder zeitweise oder auf Dauer dort verbleiben. Die Dauerstrahlenquellen verlieren ihre Strahlenwirkung nach einer gewissen Zeit, wenn auch die Prostatazellen abgestorben sind. Die von außen durchgeführten strahlentherapeutischen Methoden haben sich in den letzten Jahren verbessert. Aufwendige Apparaturen können hohe Strahlendosen in das Zielgebiet bringen. Je größer das zu bestrahlende Gebiet gewählt werden muss, desto höher ist die Komplikationsrate. Häufig wird die Strahlentherapie auch als Zusatzmaßnahme nach einer radikalen Prostatektomie eingesetzt, wenn vermutet wird, dass Krebszellen in der Nähe des Operationsgebietes im Körper verblieben sind. Die Situation der Gewebe nach der Bestrahlung ist mit der nach einer Verbrennung vergleichbar.

Eine *Hormonbehandlung* durch Hodenentfernung, eine Depot-Spritze alle ein bis drei Monate und/oder Tabletten sind dann erforderlich, wenn der Tumor bereits fortgeschritten ist. Das Wachstum der Prostatazellen ist von der Stimulation durch männliche Sexualhormone abhängig. Durch ihre Ausschaltung kann das Krebswachstum gestoppt oder gehemmt werden. Im günstigsten Fall verkümmern dabei die Krebszellen. Die Hormonbehandlung wird dann eingesetzt, wenn bei fortgeschrittenem Tumorstadium eine Heilung durch Bestrahlung und Operation alleine nicht möglich ist. Oft wird sie auch verzögert oder zusätzlich zur Operation oder Bestrahlung eingesetzt, wenn ein Fortschreiten des Tumorwachstums erkennbar ist.

Obwohl Prostatazellen im Vergleich zu anderen Krebszellen langsam wachsen, gibt es heute wirksame Chemotherapiemedikamente, die vor allem bei Unwirksamkeit der Hormonbehandlung eingesetzt werden.

Wie viele Patienten sind nach der Operation inkontinent?

Zwischen 60 und 90% der Patienten sind zunächst nach der Prostataentfernung und der Entfernung des Dauerkatheters inkontinent. Diese Inkontinenz hält zwischen einigen Wochen bis zu einem Jahr an. Zu einer stärkeren bleibenden Harninkontinenz kommt es bei 5 bis 10% der operierten Patienten.

2.2.2 Harnblasenkarzinom

Pro Jahr erkranken etwa 11.400 Männer und 4.500 Frauen in Deutschland (Stand 2008) an einem Harnblasenkarzinom. Auch dieser Tumor tritt vor allen Dingen im höheren Lebensalter auf, vor dem 40. Lebensjahr ist er eher selten. Man unterscheidet oberflächliche, auf die Harnblasenschleimhaut beschränkte Tumoren und Tumoren, die in die tieferen Wandschichten der Harnblase oder in die Umgebung gewachsen sind. Bei diesen letztgenannten fortgeschrittenen Tumorstadien ist eine komplette Entfernung der Harnblase erforderlich. Diese kann durch einen feuchten Urinseitausgang über den Darm (Ileumkonduit) ersetzt werden. Oft wird auch eine aus Darm gebildete sogenannte Ersatzblase (Neoblase) gebildet und mit dem äußeren Schließmuskel und der Harnröhre verbunden, so dass die Entleerung weiterhin auf natürlichem Wege erfolgen kann. Die Patienten sind direkt nach dem Eingriff in einem hohen Prozentsatz inkontinent. Der Mechanismus der Harnkontinenz ist ähnlich wie bei Patienten nach radikaler Prostataentfernung. Beim dritten Verfahren werden die Harnleiter in einen aus Darm genähten, urindichten Beutel geleitet, der über den Nabel mit einem Katheter entleert werden kann (kontinenter Pouch).

Kapitel 2 Die Krankheitsbilder

Treten nach der Anlage einer Darmersatzblase funktionelle Veränderungen auf?

Nach Anlage einer Darmersatzblase mit Anschluss an die Harnröhre (Neoblase) treten üblicherweise funktionelle Veränderungen auf, die häufig zeitlebens bestehen bleiben. Hier sind insbesondere Veränderungen im Blut (Übersäuerung, Vitaminmangel), verändertes „Blasenempfinden", Art und Weise der Harnblasenentleerung, Verschleimung des Urins, Nachweis von Bakterien im Urin und die Harninkontinenz zu nennen. Die Kontinenz kann jedoch komplett wiederhergestellt werden, wenn ausreichend funktionstüchtiges Schließmuskelgewebe erhalten wurde und ein qualifiziertes Kontinenztraining (s. Kap. 3) durchgeführt wird.

Was versteht man unter der Veränderungen des Säure-Basen-Haushaltes?

Im Rahmen der urologischen Nachsorge wird regelmäßig neben dem Urin, dem Blutbild und der Nierenfunktion auch der Säure-Basen-Haushalt untersucht. Harnbestandteile, die über die Darmschleimhaut der Ersatzblase zurück in den Körper aufgenommen werden, können behandlungsbedürftige Veränderungen des Blutsäurewertes, der Pufferbasen oder der Sauerstoff- und Kohlendioxidsättigung auslösen. Dies wird mit Hilfe einer Blutuntersuchung, der sogenannten Blutgasanalyse (BGA) untersucht. Eine Übersäuerung des Blutes muss unbedingt rechtzeitig erkannt und vermieden werden, da sie unbehandelt mittelfristig (über Wochen) zu Unwohlsein, Appetitlosigkeit, Müdigkeit, Bewusstseinseintrübung und langfristig zu Koma und sogar zum Tod führen kann. Je nach dem Ergebnis der Blutgasanalyse werden dem Patienten sogenannte Säurepuffer in Tablettenform oder als Infusion verordnet. In vielen Fällen sind diese Medikamente nur mittelfristig erforderlich. In den ersten Monaten nach der Operation sollten engmaschige Kontrollen (2- bis 4-wöchentlich) durchgeführt werden.

Wie verändert sich das Blasempfinden?

Patienten mit Neoblase empfinden keinen Harndrang wie früher. Die gefüllte Neoblase wird unterschiedlich wahrgenommen. Manche Patienten verspüren bei voller Neoblase ein Rumoren im Unterbauch, blähungsähnliche Zustände oder eine Schwellung des Unterbauches. Andere Patienten berichten, dass ein leichtes Unwohlsein auftritt. Für die Neoblase wurde ein 60 bis 80 cm langes Stück Dünn- und/oder Dickdarm aus seiner Kontinuität ausgeschaltet und zu einem Urinreservoir umfunktioniert. Somit hat man gravierende Veränderungen in der Anatomie vorgenommen. Die Neoblase wird im Gehirn allerdings weiterhin als Darm und nicht wie eine Harnblase wahrgenommen. Deshalb verspüren die Patienten auch keinen typischen Harndrang. Daher ist die Harnblasenentleerung nach der Uhr, also in 2 bis 4-stündlichen Intervallen oder bei den auftretenden Symptomen der gefüllten Ersatzblase sinnvoll, je nachdem, wie groß die abgesetzte Urinmenge ist. Obwohl eine Neoblase über 700 ml aufnehmen kann, sollte die jeweilige Urinmenge in der Regel nicht mehr als 500 ml betragen.

Wie entleert sich die Darmersatzblase?

Während die entfernte Harnblase selbstständig in der Lage war, sich restharnfrei zu entleeren, ist die Neoblase auf Unterstützung von außen angewiesen. Das verwendete Darmsegment allein kann nicht den Druck für eine restharnfreie Entleerung aufbauen. Dies wird erst unter Zuhilfenahme der Bauchpresse oder durch Druck beider Hände auf den Bauch ermöglicht. Zu starkes Pressen sollte allerdings vermieden werden, um ein Zurückfließen des Urins in die Nieren zu verhindern, das zu Nierenbeckenentzündungen und – aufgrund der Druckerhöhung – langfristig auch zur Schädigung der Nieren führen kann.

Soll ich mein Trinkverhalten ändern?

Die Neoblase besteht aus Darmgewebe, das weiterhin in der Lage ist, Schleim zu produzieren. Die Verschleimung des Urins kann erhebliche Ausmaße erreichen, doch nur selten kommt es zu einem Schleimverhalt, der eine Harnblasenspülung erforderlich macht.

Die Neoblase ist außerdem oft mit Darmbakterien besiedelt, die früher eine bestimmte Aufgabe im Darm zu erfüllen hatten. Diese Keimbesiedlung stellt kein Problem dar und bedarf in der Regel keiner Antibiotikatherapie, solange sie auf die Neoblase beschränkt bleibt. Gelangen diese Keime jedoch in den oberen Harntrakt (Nieren) können fieberhafte Infektionen mit entsprechenden Beschwerden bis hin zur Blutvergiftung auftreten. Dann ist eine gezielte antibiotische Behandlung unbedingt nötig!

Eine tägliche Trinkmenge von 2 bis 2,5 Liter (oder etwas mehr, falls Herzfunktion, Blutdruck und Kontinenz dies zulassen) hat zwei wesentliche Vorteile: Einerseits kommt es zu einer besseren Schleimlösung, das Risiko des Schleimverhaltes wird minimiert. Andererseits wird die Bakterienzahl durch die erhöhte Urinproduktion und somit häufigeres Wasserlassen vermindert. Außerdem verringert sich die Rückaufnahme von Urinsäuren über die Ersatzblasenschleimhaut in den Körper.

Welche Getränke werden empfohlen?

Eigentlich können die Patienten alle Getränke zu sich nehmen, man sollte jedoch ein Übermaß an Kaffee, schwarzem oder grünem Tee und Bier meiden, da hierdurch eventuell die Wasserausscheidung erhöht wird und ausscheidungspflichtige Substanzen im Körper verbleiben. Eine Mischung verschiedener Getränke ist zu empfehlen. Besonders gute Erfahrungen haben wir in der Klinik Wildetal mit viermal täglich einer Tasse Kräutertee gemacht (50 g Birkenblätter, 40 g Brennnesselkraut, 5 g Hagebuttenschalen, 5 g Ringelblumenblüten; ein Esslöffel auf 150 ml kochendes Wasser, 1 Kanne pro Tag – kann in der Apotheke zusammengestellt werden), der weitaus besser wirkt als klassische Schleimlöser wie Acetylcystein oder Ambroxol. Preiselbeersaft kann eventuell auch gute Dienste leisten, ist aber nicht unbedingt erforderlich und teuer.

2.3 Erektionsstörungen

Im Volksmund wird der Begriff „Impotenz" für völlig unterschiedliche Formen von sexuellen Funktionsstörungen benutzt. Die Verwendung der genauen Nomenklatur ist aber zur Vermeidung von Missverständnissen wichtig, daher stellen wir den Ausführungen der Behandlungsmöglichkeiten zunächst einige Definitionen voran.

Welche Formen der Erektionsstörung werden unterschieden?

Man unterscheidet Störungen des Geschlechtstriebes (Impotentia concupiscentiae – Verringerung des sexuellen Verlangens oder der Libido), der Zeugungsfähigkeit (Impotentia generandi, Impotentia gestandi, Impotentia concipiendi), der Gliedversteifung (Impotentia coeundi – erektile Dysfunktion = Erektionsstörung), des Orgasmuserlebens (Impotentia satisfactionis) und der Kontrolle über den Zeitpunkt der Ejakulation (Ejaculatio praecox oder retarda – vorzeitiger oder verzögerter Samenerguss). Alle diese verschiedenen Funktionsstörungen haben unterschiedliche Ursachen und müssen unterschiedlich behandelt werden. Insofern sollte der ungenaue Sammelbegriff „Impotenz" nicht mehr verwendet werden.

Bei Radikaloperationen wegen Prostata- oder Blasenkrebs werden häufig aus Gründen der kompletten Entfernung des Tumors Nerven durchtrennt, deren intakte Funktion für eine normale Gliedversteifung erforderlich ist. Es resultiert eine Störung der Gliedversteifung bei erhaltener Orgasmusfähigkeit. Diese Form der Impotenz wird als *Erektile Dysfunktion* (ED) bezeichnet.

2.3.1 Die Erektion

Die Erektion ist ein komplexer Vorgang, bei dem Nerven, Blutgefäße und biochemische Prozesse koordiniert zusammenwirken müssen. Bei sexueller Reizung bewirken Nervenimpulse eine Erweiterung der Blutgefäße der Penisschwellkörper, so dass ein erhöhter Bluteinstrom stattfindet. Da die Bindegewebshülle der Schwellkörper nur begrenzt dehnungsfähig ist, erhöht sich mit zunehmendem Bluteinstrom der Druck auf die Penisvenen, dies hat einen verringertem Blutausstrom und zu guter Letzt die komplette Versteifung zur Folge. Bei der Gliederschlaffung verlaufen diese Prozesse in annähernd umgekehrter Reihenfolge *(Tab. 3.1)*.

Tab. 3.1 Die fünf Phasen der Erektion.

Gliedschwellung

1. Phase:	Zunahme des Bluteinstroms in den Penis
2. Phase:	Erschlaffung der glatten Muskelzellen im Schwellkörper, verbunden mit weiterer Blutfülle und Verlängerung sowie Verdickung des Penis
3. Phase:	Verringerung des Blutausstroms aus dem Penis

Gliedversteifung

4. Phase:	Vollständige Unterbrechung des Blutausstroms mit maximaler Gliedsteife

Gliedabschwellung

5. Phase:	Verringerung des Bluteinstroms, Druckabnahme im Schwellkörper und vermehrter Blutabfluss, komplette Erschlaffung

2.3.2 Ursachen von Erektionsstörungen

Vor jeder Behandlung muss die Ursache der Gliedversteifungsstörung festgestellt werden. Neben den bereits erwähnten radikalchirurgischen Eingriffen können auch Medikamentennebenwirkungen und chronischer Alkoholmissbrauch verantwortlich sein. Weitere Ursachen können Durchblutungsstörungen – etwa bei Rauchern – oder Missbildungen der Penisschwellkörper, Querschnittslähmung und Multiple Sklerose sein. Ein jahrelang nicht oder schlecht behandelter Diabetes mellitus (Zuckerkrankheit) oder Bluthochdruck gehen ebenfalls mit entsprechenden Störungen einher. Nur selten ist ein Hormonmangel verantwortlich. Psychische Störungen, die in vielen Fällen der Grund für eine erektile Dysfunktion sind, werden in ihrer Bedeutung oft unterschätzt. Sind alle möglichen organischen Ursachen für die Problematik ausgeschlossen, ist die Konsultation eines Psychiaters zu empfehlen.

2.3.3 Behandlungsmöglichkeiten der erektilen Dysfunktion

Nach einer urologischen Operation mit Entfernung der Prostata oder der Harnblase samt Prostata verändert sich die Sexualität grundsätzlich. Wegen der Entfernung von Prostata und Samenblasen sowie der Durchtrennung der Samenleiter findet keine Ejakulation mehr statt, das heißt, es kommt nicht mehr zum Austritt von Samenflüssigkeit aus der Harnröhre und es besteht eine Zeugungsunfähigkeit. Die Gliedversteifung tritt nicht mehr spontan auf, da die zum Penis ziehenden Nerven durchtrennt wurden. Da der Hormonstoffwechsel durch die Operation nicht beeinflusst wird, bleibt das sexuelle Verlangen, die Libido, dauerhaft erhalten. Viele Patienten berichten jedoch über einen verminderten Sexualtrieb während der postoperativen Erholungsphase.
In vereinzelten Fällen bedürfen Patienten nach einer radikalen Entfernung der Prostata einer zusätzlichen hormonblockierenden (Spritzen) oder antihormonellen (Tabletten) Behandlung. Dadurch wird die Bildung des männlichen Geschlechtshormons Testosteron verhindert oder dessen Wirkung auf den Körper blockiert. Nur bei diesen Patienten wird das sexuelle Verlangen allmählich nachlassen.
Bei ausreichendem Testosteronspiegel behält der Patient seine Orgasmusfähigkeit. Der sexuelle Höhepunkt ist beim Mann sehr stark kopfgesteuert und kann bereits durch optische Reize oder Streicheln im Genitalbereich ausgelöst werden. Somit ist in Abstimmung mit der Partnerin auch ein erfülltes Sexualleben ohne Gliedversteifung möglich. Daher sollte sich jeder Mann mit Erektionsstörungen

überlegen, ob er generell noch sexuell aktiv sein möchte und dazu unbedingt eine Gliedversteifung braucht. Falls letzteres zutrifft, können die im Folgenden dargestellten Medikamente oder Hilfsmittel in Anspruch genommen werden.

Hormone

Falls ein alleiniger Testosteronmangel (Mangel an männlichem Geschlechtshormon) Ursache der Erektionsstörung ist, werden Testosterongaben (äußerlich anzuwendende Gele, Spritzen oder Tabletten) erfolgreich sein. Radikale Prostata- oder Blasenoperationen beeinflussen allerdings den Testosteronstoffwechsel nicht, so dass diese Mittel postoperativ in der Regel nicht erforderlich sind. Außerdem ist der Einsatz von Testosteronpräparaten bei Prostatakarzinompatienten ohnehin kritisch zu sehen, weil nach der Operation eventuell im Körper verbliebene Prostatatumorzellen durch männliche Geschlechtshormone möglicherweise in ihrem Wachstum angeregt werden können.

Pflanzliche Präparate

Die Vielzahl der auf dem Markt befindlichen, zum Teil frei käuflichen Präparate, wie z.B. Yohimbin und Afrodor sind zur Therapie der postoperativen Erektionsstörung ungeeignet, da diese – wenn überhaupt – nur den Sexual*trieb* steigern. Dieser wird jedoch durch die Operation nur kurzfristig beeinträchtigt. Nach Radikaloperationen in nicht nerverhaltender Operationstechnik wird die Erektionsfähigkeit durch diese Medikamente in keiner Weise wiederhergestellt werden.

Viagra, Cialis, Levitra

Vereinfacht ausgedrückt bewirken diese Medikamente in Tabletten- oder Kapselform über bestimmte biochemische Mechanismen eine verbesserte Schwellkörperdurchblutung und dadurch eine Erektion. Die Wirksamkeit bedarf im Gegensatz zur MUSE- und SKAT-Therapie (s.u.) einer sexuellen Stimulation. Die Medikamente müssen 20 Minuten bis eine Stunde vor dem geplanten Geschlechtsverkehr auf nüchternen Magen eingenommen werden. Viagra, Levitra und Cialis sollten von Patienten mit Herzkranzgefäßverengung (koronarer Herzkrankheit), Angina pectoris, Herzinfarkt innerhalb der letzten sechs Monate, schwerer Herzschwäche, schweren Herzrhythmusstörungen, Blutdruckwerten über 170 zu 110 oder unter 90 zu 50 mmHg, nach Schlaganfall oder bei Retinitis pigmentosa (seltene Augenerkrankung) sowie bei Leber- und Nierenfunktionsstörungen nicht angewendet werden, da keine klinischen Studienergebnisse zur Verträglichkeit bei diesen Erkrankungen vorliegen und mit dem Auftreten vermehrter Nebenwirkungen gerechnet werden muss.

Mit welchen Nebenwirkungen ist zu rechnen?

Als Nebenwirkungen werden (in absteigender Häufung) Kopfschmerzen, Gesichtsrötung, Verdauungsstörungen, verstopfte Nase, Atemwegsinfektionen, Schwitzen, Harnwegsinfektionen, Entzündungen im Rachenraum, Sehstörungen, Übelkeit, Geschmacksstörungen, Durchfall und Schwindel angegeben. Die in der Vergangenheit vereinzelt aufgetretenen Todesfälle sind auf unsachgemäße Anwendung und Einnahme trotz Gegenanzeigen zurückzuführen.

Uprima sollte von Patienten mit Leber- und Nierenfunktionsstörungen, Patienten mit schwerer Angina pectoris, nach Herzinfarkt oder bei bekannter Herzschwäche sowie bei extrem niedrigen Blutdruck und Erkrankungen, bei der sexuelle Aktivität gefährlich sein könnte, nicht angewendet werden. Als Nebenwirkungen können Schwindel, Übelkeit, Kopfschmerzen, Ohnmacht, Schmerzen, Hitzegefühl, Nasenschleimhautentzündungen, Geschmacksstörungen und Schweißausbrüche auftreten.

Die Therapiekosten betragen in Abhängigkeit von Dosierung, Aufteilung der Tabletten und Packungsgröße € 3,40 bis € 17,10 pro Einzelanwendung.

Wie bereits mehrfach betont, ist für eine erfolgreiche Therapie mit diesen Präparaten die Unversehrtheit mindestens eines der Gefäß-Nervenbündel Voraussetzung (Stichwort: „potenzerhaltende" oder „nervschonende" Operation). Insofern sind diese Medikamente bei ca. 60% aller Patienten nach radikaler Entfernung der Prostata oder der Harnblase und der Prostata unwirksam.

MUSE

Der in MUSE enthaltene Wirkstoff Alprostadil ist ein körpereigenes Hormon, das in fester Form (etwa bleistiftminendick und 5 bis 7 mm lang) mittels dünnem Plastikröhrchen 3 cm tief in die Harnröhre eingeführt wird. Dort löst es sich auf; das Medikament gelangt über die Harnröhrenschleimhaut in den Harnröhrenschwellkörper (auch Schwammkörper genannt). Die Eichel ist Teil dieses Schwammkörpers. Viele Patienten bemerken zunächst hier den vermehrten Bluteinstrom als Wärme- oder Druckgefühl, bevor der Wirkstoff über Gefäßverbindungen auch eine gesteigerte Durchblutung der Penisschwellkörper bewirkt, wodurch die eigentliche Erektion zustande kommt. Die Wirkung beginnt nach 10 Minuten und hält erfahrungsgemäß 30 bis 60 Minuten an.

Welche Vor- und Nachteile bietet die MUSE-Therapie?

Von Vorteil sind die diskrete Anwendung, der rasche Wirkungseintritt und die relativ kurze, aber ausreichende Wirkdauer von 30 Minuten. Nachteilig ist jedoch, dass MUSE im Kühlschrank aufbewahrt werden muss. Eine Stunde vor dem geplanten Geschlechtsverkehr sollte es bei Zimmertemperatur gelagert werden.

Können Komplikationen auftreten?

Mögliche, jedoch seltene Komplikationen sind Penisschmerzen, Brennen in der Harnröhre, Verletzungen der Harnröhre, Harnröhreninfektionen und Hodenschmerzen. Patienten, die sich für diese Therapie entscheiden, sollten weitestgehend kontinent sein, damit der Wirkstoff nicht bei einem eventuellen unwillkürlichen Urinverlust in die Vorlage gespült wird.

Die Therapiekosten betragen je nach Dosierung und Darreichungsform € 20,– bis € 26,– pro Anwendung.

SKAT

Bei dieser Therapie wird – wie bei der MUSE-Methode – ein körpereigenes Hormon verwendet, jedoch wird das Medikament unmittelbar vor der Anwendung in Kochsalzlösung aufgelöst und dann sofort seitlich in den rechten oder linken Penisschwellkörper gespritzt. Da zwischen den beiden Schwellkörpern Verbindungen bestehen, kommt es in beiden Schwellkörpern zur Versteifung. Für die Injektion wird eine 0,33 mm dünne und nur 12 mm lange, feine und sterile Einmalnadel verwendet. Die Injektion wird normalerweise nicht als schmerzhaft empfunden. Nach 10 bis 15 Minuten setzt die Wirkung ein. Die Wirkdauer ist von der Dosierung, den äußeren Umständen und der psychischen Verfassung abhängig.

Was ist bei der SKAT-Therapie besonders zu beachten?

Es ist wichtig, dass die ersten Anwendungen mit dem Urologen zusammen vorgenommen werden, da für jeden Patienten die individuell erforderliche Dosis festgestellt werden muss. Mit 10 Mikrogramm Alprostadil können 80% aller Patienten zufriedenstellend behandelt werden. Manche Patienten benötigen nur 5 Mikrogramm, andere 30 Mikrogramm Alprostadil. Eine Maximaldosis von 40 Mikrogramm sollte wegen Erhöhung der Nebenwirkungsrate ohne Verbesserung der Wirksamkeit nicht überschritten werden. Zwischen den einzelnen Anwendungen sollten mindestens 24 Stunden liegen, um bleibende Schäden der Schwellkörper durch Vernarbungen zu vermeiden.

Welche Vorteile hat dieses Verfahren?

SKAT wird bereits seit über 30 Jahren erfolgreich angewandt. Vorteilhaft ist die unkomplizierte, rasche Anwendung. Das Medikament muss nicht im Kühlschrank aufbewahrt werden, dadurch ist man flexibel.

Gibt es Nebenwirkungen?

Bei sachgerechter Anwendung treten keine nennenswerten Nebenwirkungen auf. Seltene Komplikationen (1 bis 5%) sind Schwellkörperentzündungen oder Narbenbildungen, Blutungen und verlängerte Erektion (Priapismus). Bei einer Erektionsdauer über vier Stunden sollte unverzüglich ein Urologe zur Verabreichung eines Gegenmittels aufgesucht werden, um bleibende Schäden durch Vernarbungen an den Schwellkörpern zu vermeiden.

Die Kosten pro Anwendung liegen zwischen € 16,– und € 22,–.

Vakuumerektionshilfen

Eine etablierte Behandlungsform ist der Einsatz sogenannter Vakuumerektionshilfen, auch Vakuumpumpen genannt. Hierbei wird die Gliedversteifung dadurch erreicht, dass der Penis in einen Plastikzylinder eingeführt wird, an dessen anderem Ende eine Pumpe einen Unterdruck erzeugt. Die Pumpe wird entweder von Hand oder mit Batterie betrieben. Der zunehmende Unterdruck bewirkt einen vermehrten Bluteinstrom in die Schwellkörper. Ist eine ausreichende Gliedversteifung erreicht, wird ein zuvor positionierter Gummiring vom Zylinder über die Peniswurzel gestreift, um einen Blutrückfluss aus den Schwellkörpern zu verhindern und die Erektion aufrecht zu erhalten. Nach Entfernen des Ringes geht die Erektion verloren.

Welche Vor- und Nachteile beinhaltet diese Methode?

Der Vorteil dieser Behandlungsform besteht in der Möglichkeit, die Dauer und die Intensität der Erektion steuern zu können und von Medikamenten und deren möglichen Nebenwirkungen unabhängig zu sein. Außerdem besteht keine Infektionsgefahr, auch die Verletzungsgefahr ist sehr gering. Als nachteilig wird vereinzelt die Notwendigkeit des Zusammenbaus des Gerätes angesehen. Der Gummiring kann ein Missempfinden auslösen.

Verglichen mit anderen Behandlungsmöglichkeiten stellt der Gebrauch einer Vakuumpumpe das wirtschaftlichste Verfahren dar. Die Anschaffungskosten in Höhe von € 220,– bis € 500,– werden von den Krankenkassen häufig zu 50 bis 100% übernommen. Vakuumerektionshilfen sind beihilfefähig.

Gefäßoperationen

Manche Patienten leiden an einer Gefäßanomalie, zum Beispiel einem „venösen Leck" (Kurzschluss zwischen Arterien und Venen des Penis), so dass die für eine volle Erektion ausreichende Blutfüllung der Schwellkörper nicht zustande kommt. In diesen Fällen können Gefäßoperationen erfolgreich sein. Nach

Radikaloperationen an der Harnblase und der Prostata sind sie jedoch nicht nötig, da nicht eine Blutgefäßanomalie Ursache der Erektionsstörungen ist, sondern die Durchtrennung der Erektionsnerven.

Schwellkörperprothesen

Die aufwändigste und zugleich risikoreichste Form einer nicht medikamentösen Therapie ist die operative Implantation von Schwellkörperprothesen. Dies ist nur in seltenen Fällen, beispielsweise bei angeborenen und unfallbedingten Peniserkrankungen oder bei Versagen anderer Therapieformen, sinnvoll. Derzeit befinden sich permanent steife biegsame sowie hydraulische Implantate auf dem Markt. Gelegentlich werden Abstoßungsreaktionen und mechanische Defekte beobachtet. Da das Schwellkörpergewebe bei der Prothesenimplantation dauerhaft druckgeschädigt wird, ist diese Therapie in der Regel endgültig. Sämtliche oben beschriebene Behandlungsmöglichkeiten sind danach nicht mehr anwendbar.
Die Operation dauert etwa zwei bis drei Stunden. Die Kosten belaufen sich je nach Modell auf € 4.500,– bis € 10.000,– und werden von den Krankenkassen nur auf Antrag in besonders begründeten Einzelfällen übernommen.

Sie haben nun verschiedene Behandlungsmöglichkeiten und Überlegungen zur Problematik kennengelernt. Niemand kann Ihnen die Entscheidung darüber abnehmen, ob und wann Sie eine Behandlung beginnen sollen oder welche Behandlung für Sie die Beste ist. Sicherlich wird Ihre Entscheidung auch von anderen Operationsfolgen beeinflusst. Viele Patienten streben nach einer Entfernung von Harnblase und Prostata vor der Therapie der Erektionsstörungen das Erreichen einer vollständigen Kontinenz und Schmerzfreiheit an. Das ist verständlich und sinnvoll. Zwischen der Operation und dem Beginn der Behandlung einer Erektionsstörung liegen je nach Konzeption einige Tage bis 5 Monate.

> **Tipp**
>
> Lassen Sie sich Zeit, probieren Sie die eine oder andere Therapie aus, bis Sie ein abschließendes Urteil gefällt haben. Ein Wechsel der verschiedenen Verfahren ist auch nach Jahren noch möglich.

3 Kontinenztraining

Dieses Kapitel informiert Sie über die Behandlung einer Harninkontinenz durch Physiotherapie (früher Krankengymnastik).

Wie unterscheiden sich Kontinenztraining und Beckenbodengymnastik?

Seit einigen Jahren wird für diesen speziellen Bereich der Physiotherapie neben dem Begriff Beckenbodengymnastik auch die Therapiebezeichnung Kontinenztraining benutzt. Für viele Beteiligte stellt sich die Frage, worin der Unterschied zwischen Beckenbodengymnastik und Kontinenztraining besteht. Dieser Frage möchten wir zunächst nachgehen.

Ein *Kontinenztraining* ist immer darauf ausgerichtet, eine vorliegende Inkontinenz zu therapieren. Welche Übungen und Maßnahmen im individuellen Fall sinnvoll und hilfreich sind, muss vom Therapeuten anhand der Ursache der vorliegenden Problematik eingeschätzt werden. Für die verschiedenen Krankheitsbilder können spezielle Konzepte erstellt werden.

> **Merke**
>
> Alle Formen der Harninkontinenz mit einem gleichen Trainingsprogramm verbessern zu wollen, entspricht nicht mehr dem aktuellen Stand der Physiotherapie.

Beckenbodengymnastik Mit dem Begriff Beckenboden wird ein System aus mehreren Muskeln bezeichnet, das sich im Schritt oder im Dammbereich befindet. Das Training dieser Muskulatur wird oft als Beckenbodengymnastik bezeichnet. Beckenbodengymnastik kann zur Behebung einer bestehenden Inkontinenz dienen. Es ist jedoch zu beachten, dass die Harninkontinenz zum einen andere Ursachen als eine Schwäche der Beckenbodenmuskulatur haben kann und zum anderen ein Beckenbodentraining auch aus orthopädischen Gründen wie zum Beispiel zur Stabilisierung der Gelenke zwischen dem Kreuzbein und den Beckenknochen eingesetzt werden kann.

3.1 Beckenbodengymnastik – Kontinenztraining?

> **Merke**
>
> Beckenbodengymnastik ist somit ein möglicher Bestandteil eines Kontinenztrainings. Ein gutes Kontinenztraining hingegen setzt sich aus weit mehr Bestandteilen zusammen als nur dem Beüben der Beckenbodenmuskulatur. Wir plädieren daher dafür, für die Behandlung der Harninkontinenz durch Physiotherapie generell den Oberbegriff Kontinenztraining zu verwenden.

Welchen Einfluss hat das Geschlecht auf die Gestaltung der Therapie?

Seit einigen Jahren wird der Begriff Beckenbodengymnastik vorwiegend mit einer Behandlung der Harninkontinenz der Frau in Zusammenhang gebracht, während für die Behandlung der Inkontinenz des Mannes oft der Begriff Kontinenztraining gewählt wird. Ergänzend möchten wir daher im folgenden Kapitel dem Fragenkomplex nachgehen, inwieweit das Geschlecht bestimmt, ob eine Therapie gegen den ungewollten Urinverlust die Beckenbodenmuskulatur fokussiert oder andere Therapiemaßnahmen eingesetzt werden.

3.1 Beckenbodengymnastik für Frauen – Kontinenztraining für Männer?

Welche Muskeln verschließen die Harnblase und die Harnröhre?

Zunächst fragen wir, ob die verschließende Muskulatur bei der Frau und dem Mann unterschiedlich aufgebaut ist. Es wird somit eine kurze Betrachtung der Anatomie und der Physiologie des unteren Harntraktes notwendig. Bislang gibt es allerdings in der Medizin unterschiedliche Vorstellungen bezüglich des Aufbaus und der Funktion des Verschlusssystems des harnableitenden Systems.

Aufbau des Schließmuskelsystems

Generell müssen wir beachten, dass es im menschlichen Körper Muskeln gibt, die wir bewusst einsetzen und steuern können und solche, bei denen wir dies nicht können, weil sie vom unbewussten Nervensystem gesteuert werden. Bewusst zu steuernde Muskeln haben wir zum Beispiel im Bereich der Arme, Hände und Beine. Ein Beispiel für unbewusst gesteuerte Muskulatur ist die Muskulatur in der Darmwand, in unseren Arterien und in der Speiseröhre. Wir haben des Weiteren an mehreren Stellen im Körper unbewusst arbeitende Muskeln, die sich wie die Schließmuskulatur der Harnblase und der Harnröhre öffen können. Ein Beispiel ist der Muskel am Ausgang des Magens. Im harnableitenden System finden wir die Besonderheit, dass es sich um eine Kombination aus bewusst anzuspannender und unbewusst arbeitender Muskulatur handelt.

Neueren Untersuchungen zufolge ist der Aufbau dieses Muskelsystems bei Männern und Frauen vorwiegend gleich und stellt sich wie folgt dar:

▷ Der Blasenausgang besteht aus dem unbewusst gesteuerten Blasenschließmuskel.
▷ Im Bereich der Harnröhre befindet sich ein zweites Muskelsystem, das aus einem unbewusst gesteuertem inneren Teil und einem bewusst zu steuernden äußeren Teil besteht. Bei der Frau liegt dieses zweite System direkt unterhalb des Blasenschließmuskels, beim Mann befindet es sich unterhalb der Prostata.
▷ Die Harnröhrenschließmuskeln sind durch eine bindegewebige Schicht von der Beckenbodenmuskulatur getrennt *(Abb. 3.1–3.2)*.

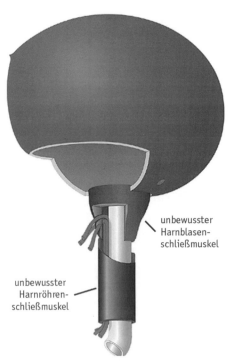
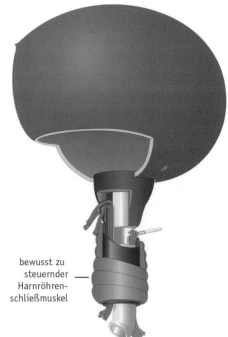

Abb. 3.1 Die beiden unbewusst arbeitenden Schließmuskeln des Harnkontinenzsystems.

Abb. 3.2 Der bewusst zu aktivierenden Harnröhrenschließmuskel (die Verwendung der Abb. 3.1 bis 3.2 erfolgt mit freundlicher Genehmigung von PD Dr. Stolzenburg, Universitätsklinik Leipzig).

3.1 Beckenbodengymnastik – Kontinenztraining?

Die Schließmuskeln der Harnröhre sind von ihrer Lage gesehen ein Bestandteil der Beckenbodenmuskulatur. Diese befindet sich im Schritt oder Dammbereich und spannt sich zwischen den beiden Sitzbeinhöckern, dem Steißbein und dem Schambein auf. Bei plötzlichen Drucksituationen wie Husten und Niesen spannt die Beckenbodenmuskulatur zusätzlich zum Schließmuskelsystem an und unterstützt damit den Verschluss der Harnröhre. Der unbewusst gesteuerte Dauerverschluss wird hauptsächlich durch den Harnblasenschließmuskel und den inneren Anteil des Harnröhrenschließmuskels gewährleistet. Der bewusst zu steuernde Anteil des Harnröhrenschließmuskels trägt wahrscheinlich durch seinen Grundtonus mit ca. 30% zur Dauerkontinenz bei.

Aus dem Blickwinkel der Anatomie des Schließmuskelsystems des unteren Harntraktes ergeben sich also keine wesentlichen Gründe, um zwischen den Geschlechtern zu differenzieren. Um eine effektive Therapie zu gestalten, ist es jedoch sehr wichtig, die Ursache der vorliegenden Problematik zu berücksichtigen. Diese Ursachen können bei Frauen und Männer gleich, aber auch verschieden sein.

Wodurch wird eine Harninkontinenz hervorgerufen?

Die Harninkontinenz der Frau wird aus dem Blickwinkel der Urologie in den meisten Fällen durch eines der folgenden Probleme verursacht:
▷ Lageveränderung der Organe im Unterleib
▷ Operation im Unterleib
▷ Erkrankung der Harnblase
▷ Funktionsstörung des zentralen oder peripheren Nervensystems.

Die Harninkontinenz beim Mann wird in den meisten Fällen durch eines der folgenden Probleme verursacht:
▷ Operation im Unterleib
▷ Erkrankung der Harnblase
▷ Funktionsstörung des zentralen oder peripheren Nervensystems.

Wir möchten eine wichtige Grundregel aufstellen und im nachfolgenden Text begründen:

> *Die Therapieinhalte, die der Physiotherapeut wählt, richten sich nach der Krankheitsursache und nicht nach dem Geschlecht!*

In vielen Fällen ist bei der Frau eine Lageveränderung (Senkung) der Organe im Unterleib ein Grund für die Harninkontinenz. Hier ist das Training der gesamten Beckenbodenmuskulatur ein sehr wichtiges Element der Therapie.

Die Harninkontinenz des Mannes ist dagegen so gut wie nie die Folge eines Funktionsdefizites der Beckenbodenmuskulatur als komplexes System. Aus diesem Grund steht ein Training der Beckenbodenmuskulatur beim Mann nur in wenigen Fällen an der ersten Stelle!

Welche Ziele hat das Kontinenztraining?

Die Therapie der Harninkontinenz kann generell auf folgende Ziele gerichtet sein:
▷ Unterstützung des Heilungsprozesses
▷ Trainieren des bewusst zu steuernden Anteils des Harnröhrenschließmuskels
▷ Fördern der unbewusst arbeitenden Anteile des Schließmuskelsystems
▷ Trainieren der Beckenbodenmuskulatur
▷ Training der Aktivitäten des täglichen Lebens
▷ Verbesserung der Blasenkapazität
▷ Regelung der Anzahl und Zeitabstände der Toilettengänge.

Welche der aufgeführten Therapieinhalte für den jeweiligen Patienten wichtig sind, muss vom Therapeuten anhand der Ursache für die vorliegende Inkontinenz beurteilt und festgelegt werden.

Die folgenden Kapitel beschreiben die möglichen Bestandteile eines Kontinenztrainings nach der Entfernung der Prostata oder der Anlage einer Darmersatzblase.

3.2 Kontinenztraining nach Ide

Das folgende Konzept wurde von W. Ide und seinen Mitarbeitern in der Physiotherapieabteilung der urologischen Rehabilitationsklinik Wildetal in Bad Wildungen entwickelt. Es beruht auf den Erfahrungen, die durch die Behandlung von weit über 10.000 inkontinenten Patienten gesammelt wurden. Der ständige Informationsaustausch zwischen Patienten, Physiotherapeuten, Urologen und Psychologen bildet die Grundlage für das Konzept. Wichtige wissenschaftlich belegte Behandlungsmerkmale aus den Therapiekonzepten „Medizinische Trainingstherapie", „Sportphysiotherapie", „PNF" und der Schmerztherapie wurden integriert.

3.2 Kontinenztraining nach Ide

Spezifische, für die Behandlung der Inkontinenz bedeutsame Elemente wurden ergänzt. Die sehr gute Wirksamkeit des Konzeptes konnte durch zwei wissenschaftliche Studien an der Klinik Wildetal belegt werden. Im Rahmen der zweiten Untersuchung verringerte sich der Vorlagenverbrauch einer Gruppe von 50 schwer inkontinenten Männern nach einer radikalen Prostataentfernung von im Schnitt 9,5 Vorlagen innerhalb einer mittleren Behandlungsdauer von 12 Tagen auf 5,5 Vorlagen *(Abb. 3.3)*. Dies entspricht einer Reduzierung des Vorlagenverbrauches um 41%. Zusätzlich konnten viele Patienten kleinere Vorlagen verwenden.

Wirksamkeit

Das Kontinenztraining nach Ide beinhaltet folgende fünf Therapieschwerpunkte, die im folgenden Text beschrieben werden:
▷ Information
▷ Unterstützen des Heilungsprozesses
▷ Training der bewusst anzuspannenden Muskulatur (sensomotorisches Training und Krafttraining)
▷ Fördern der unbewusst arbeitenden Muskulatur
▷ Training der Aktivitäten des täglichen Lebens
▷ Ergänzende Maßnahmen.

Um die Wichtigkeit der unterschiedlichen Therapieziele zu verdeutlichen, möchten wir sie an einem Beispiel erklären:
Stellen Sie sich vor, Sie wären selbst Physiotherapeut und hätten die Aufgabe, einen Fußballspieler, der sich eine Beinverletzung zugezogen hat, zu behandeln. Welche Therapieziele würden Sie wählen?

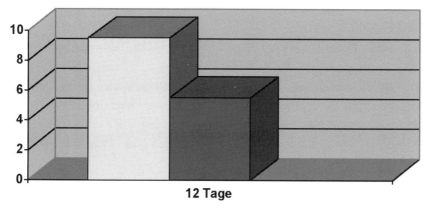

Abb. 3.3 Der Vorlagenverbrauch sank innerhalb von durchschnittlich 12 Tagen um 41%.

Zunächst ist es auch in diesem Fall wichtig, den Sportler zu informieren, damit er eigenverantwortlich den Heilungsprozess unterstützen kann und auch zur Durchführung von Übungen motiviert wird. Das nächste Ziel ist, dass die Verletzung möglichst gut und schnell verheilt. Ist dies zu einem gewissen Punkt geschehen, kann das Training beginnen. Die Intensität des Trainings muss sich daran orientieren, wie weit die Verletzung bereits belastbar ist. Daher muss der Sportler zunächst Kontrolle und Gefühl im betroffenen Bereich verbessern. Die notwendige Schonung nach der Verletzung führt zum Muskelabbau, so dass bei ausreichend fortgeschrittener Heilung ein Krafttraining eingesetzt werden sollte, um die entstandenen Defizite zu beheben. Ist dies alles geschehen, muss der Spieler auch wieder auf den Platz und mit seiner Mannschaft Spielzüge trainieren. Ohne diesen letzten Schritt wird er in einem Punktspiel keine gute Leistung zeigen können.
Es ist möglich, einzelne Therapieziele nicht zu berücksichtigen, aber eine optimale Behandlung schließt alle genannten Aspekte ein. Sinngemäß können Sie die dargestellten Zusammenhänge auf das Kontinenztraining übertragen.

Besonders im Rahmen der Behandlung von frisch operierten Patienten ist es wichtig, die gerade erst begonnene Wundheilung nicht durch zu frühe und zu intensive Übungen zu stören. Die Gesetzmäßigkeiten für die Gestaltung des Trainings im Verlauf des Heilungsprozesses nach einer Prostataentfernung sollen daher kurz beschrieben werden:

Wir unterscheiden drei Zeitphasen der Behandlung:

Nach einer Operation

a) In den ersten vier Tage nach der Operation beziehungsweise bis zum Entfernen des Katheters empfehlen wir lediglich *Übungen für die Atmung, die allgemeine Beweglichkeit und das Herz-Kreislauf-System,* aber noch kein gezieltes Training für das Schließmuskelsystem oder die Beckenbodenmuskulatur durchzuführen.

b) Die zweite Phase dauert etwa vom fünften Tag beziehungsweise Entfernen des Katheters bis zum 21. Tag nach der Operation. Die Belastungen können innerhalb dieser Zeit langsam und allmählich von ganz *leichten Anspannungen,* die etwa 10% der maximal möglichen Kraft entsprechen, bis zu Anspannungen gesteigert werden, die ca. 50% der maximalen Kraft entsprechen. Durch keine der Übungen dürfen Schmerzen entstehen oder bestehende Schmerzen verstärkt werden!

c) Die Intensität der Anspannungen darf in der dritten Phase langsam *von 50% auf 100% gesteigert werden,* allerdings sollte erst ab zwei Monaten nach der Operation mit voller Kraft trainiert werden. Drei Monate nach einer Operation dürfen auch aus der Sicht der Wundheilung alle allgemeinen Belastungen wieder bis zur vollen Intensität durchgeführt werden; vorausgesetzt, es sind keine Störungen der Heilung aufgetreten.

> **Tipp**
>
> Vor einer anstehenden Operation im Unterleib empfiehlt es sich, einige Übungen aus dem Bereich des sensomotorischen Trainings mit einem Physiotherapeuten durchzuführen. Zu diesem Zeitpunkt bestehen in der Regel noch keine Schmerzen, Schwellungen oder andere unangenehme Operationsfolgen. Ein „Auffinden" der relevanten Muskulatur ist zu diesem Zeitpunkt daher oft einfacher als kurz nach dem Eingriff. Auf diese Erfahrungen kann nach der Operation zurückgegriffen werden.

Vor der Operation

3.2.1 Information

Bei der physiotherapeutischen Behandlung sollten wir uns immer vor Augen halten, dass wir nicht einen Schließmuskel oder eine Harnblase therapieren, sondern einen Menschen. Jede Therapie beginnt mit der Frage nach den Zielen des Patienten. Im Bereich der Inkontinenzbehandlung lautet dieses sicherlich, „vollkommen trocken" zu werden. Um dieses Ziel zu erreichen, muss der Therapeut auch das Wahrnehmen und Erleben des Patienten respektieren und daran anzuknüpfen. Kommunikation ist der Schlüssel zur individuellen Wirklichkeit und dem Erleben des Patienten. Er kann durch das Verstehen der diversen therapierelevanten Zusammenhänge Eigenaktivität entwickeln und selbstverantwortlich handeln. Erwachsene Menschen verändern ihr Verhalten nach ihren eigenen Vorstellungen und können dadurch aktiv am Genesungsprozess beteiligt werden. Nur ein informierter Patient ist in der Lage, nach dem Verlassen der Klinik oder Praxis eigenverantwortlich zu handeln.

Vor dem Beginn der eigentlichen Übungstherapie sollte der Patient über die Anatomie und die Physiologie des unteren Harntraktes informiert sein. Es ist hilfreich, wenn die Lage und die Funktion des Schließmuskels anhand von Schaubildern und Computeranimationen verdeutlicht wird. Der Patient sollte die Ursachen für die vorliegende Harninkontinenz verstanden haben. Zusätzlich ist es wichtig, dass wesentliche Grundlagen der Trainingslehre und medizinischen Trainingstherapie klar sind, um ein Übertraining oder ein trainingsmethodisch nicht korrektes Training zu vermeiden. Sinn und Zweck der einzelnen Bestandteile des Kontinenztrainings und der begleitenden Maßnahmen sollten vom Therapeuten verständlich erläutert werden.

Das Verstehen der Krankheitsursache, der Symptome und der Ziele der angewendeten Therapien setzt die Basis, um den Patienten für ein Weiterführen der Übungen zu Hause zu motivieren. Eine Änderung von die Gesundheit negativ beeinflussenden Gewohnheiten ist nur zu erwarten, wenn der Patient die übermittelten Inhalte nachvollziehen kann. Eine Information findet in jeder Einzel- und Gruppentherapie unserer Abteilung statt. Von herausragender Wichtigkeit ist es, für den Patienten ein Übungsprogramm für zu Hause aufzustellen, da nur so ein dauerhafter Therapieerfolg zu erwarten ist.

Bevor wir mit dem Training beginnen können, muss der Patient nicht nur theoretisch wissen, wo das Schließmuskelsystem der Harnröhre liegt, sonder auch erfühlen, wie er diese Muskulatur anspannen kann. Unser Bewusstsein kennt keine einzelnen Muskeln. Wenn wir den Ellbogen beugen können wir nicht erfühlen, wie viele Muskeln an der Aktion beteiligt sind. Es sind mehr, als der medizinisch nicht Geschulte erwartet. Versuchen wir, die Harnröhrenschließmuskulatur gezielt zu spüren, ist dies gerade am Beginn eines Trainings sehr schwierig. Wir arbeiten im täglichen Leben über Funktionen. Wir sollten also damit beginnen, uns eine Funktion vorzustellen und diese umsetzen. Die beiden Funktionen, die wir in unserem Zusammenhang nutzen können, sind das Unterbrechen des Harnstrahls und das Einhalten bei auftretendem Harndrang. Als Test und nicht als Übung kann der Patient daher versuchen, den laufenden Urinstrahl zu unterbrechen. Beim Unterbrechen soll er genau darauf achten, wo im Körper eine Anspannung stattfindet. In ähnlicher Weise wird auch beim Üben angespannt. Dieses Manöver sollte nicht zu oft durchgeführt werden, da es unnatürlich ist, den Stahl zu stoppen, und in einigen Fällen – bei sehr häufigem Wiederholen – zu einer Blasenentleerungsstörung führen kann. Die zweite und noch bessere Möglichkeit ist, bei eintretendem Harndrang zu beobachten, mit welchen Muskeln wir einhalten.

3.2.2 Unterstützung des Heilungsprozesses

Der Heilungsprozess ist generell von der Durchblutung des betroffenen Gewebes anhängig. Diese erkennt man unter anderem daran, dass Gewebe, die gut durchblutet sind – ein Beispiel ist die Haut – schnell heilen, während Gewebe, die schlecht durchblutet sind – Beispiele sind Sehnen und Bänder – langsam heilen. Durch eine Anregung der Durchblutung und des Stoffwechsels können wir daher den Heilungsprozess unterstützen. Führen Sie, um dieses Therapieziel zu erreichen, die folgende Übung durch:

Übung 1
Legen Sie sich auf den Rücken. Spannen Sie den Schließmuskel der Harnröhre leicht an, indem Sie sich vorstellen, Sie wollten einem ganz leichten Harndrang entgegenwirken. Halten Sie die Spannung für eine Sekunde und entspannen Sie danach für eine weitere Sekunde. Führen Sie diesen Wechsel von Anspannen und Entspannen über eine Minute lang durch. Sie können sich als bildliche Unterstützung einen Autoblinker vorstellen, der an- und ausgeht. Legen Sie danach eine Pause von 15 Sekunden ein. Wiederholen Sie diesen Wechsel von einer Minute An- und Entspannung und 15 Sekunden Pause dreimal. Führen Sie die Übung an jedem zweiten Tag am Vormittag durch.

3.2.3 Training der bewusst anzuspannenden Muskulatur

Im Rahmen des Trainings der bewusst anzuspannenden Muskulatur können wir ein sensomotorisches Training von einem Krafttraining unterscheiden.

> *Welche Ziele verfolgen wir mit dem sensomotorischen Training und dem Krafttraining?*

Ein *sensomotorisches Training* beabsichtigt, die Verbindung zwischen dem Gehirn und der zu beübenden Muskulatur zu verbessern. Ein derartiges Training wird in anderen Zusammenhängen auch als Koordinations-, Technik- oder Geschicklichkeitstraining bezeichnet.
Ein *Krafttraining* zielt auf die Verbesserung der unterschiedlichen Formen der Kraft. Man unterscheidet grundsätzlich die Maximalkraft, die Schnellkraft und die Kraftausdauer.
Diese zwei Trainingsformen sollen in den beiden folgenden Abschnitten beschrieben werden.

3.2.3.1 Sensomotorisches Training

Durch Operationen im Bereich des Unterleibes, wie der Entfernung der Prostata, der Anlage einer Neoblase verändert sich die Situation im Körper grundlegend. Das Gehirn muss lernen, mit dieser neuen Situation zurechtzukommen; es muss eine Bahnung von neuen Steuerungsmechanismen stattfinden. Im Sport gehört zu jedem guten Training nicht nur die Steigerung der Kraft, der Sportler muss auch lernen, diese Kraft differenziert anzuwenden. So muss ein Fußballspieler beim Elfmeter nicht nur fest an den Ball treten, sondern ihn auch optimal treffen. Man kann sogar sagen, gut getroffen ist besser als fest getreten und daneben geschossen. Daher muss die Steuerung des Schließmuskels durch das zentrale Nervensystem durch Üben verbessert werden.

Auf welche Weise kann ein sensomotorisches Training durchgeführt werden?

Es bestehen drei Möglichkeiten, im Rahmen eines Kontinenztrainings ein sensomotorisches Training durchzuführen:
- ▷ Der Patient lernt, zwischen dem Harnröhrenschließmuskel, dem Afterschließmuskel und der Beckenbodenmuskulatur als komplexem System zu differenzieren.
- ▷ Der Patient übt, die relevante Muskulatur mit unterschiedlicher Kraftintensität anzuspannen.
- ▷ Der Patient kombiniert die Anspannung im Schließmuskelbereich mit verschiedenen Becken- oder Ganzkörperbewegungen.

Ist es wirklich möglich, so differenziert anzuspannen?

Immer wieder wird angezweifelt, dass es möglich ist, den Schließmuskel der Harnröhre isoliert zu aktivieren. Wir möchten zum Beleg unseres Konzeptes die folgenden Abbildungen anführen, die im Rahmen einer Videoendoskopie (s. S. 54) eines Patienten nach radikaler Entfernung der Prostata entstanden sind.

Abbildung 3.4 zeigt einen geöffneten Harnröhrenschließmuskel, *Abbildung 3.5* eine ganz leichte Anspannung mit lediglich fünf bis zehn Prozent der maximal möglichen Kraft. Es ist gut zu sehen, dass der Schließmuskel der Harnröhre isoliert anspannt. Wird die Kraftintensität gesteigert, spannt die Beckenbodenmuskulatur immer mehr mit an, was auf der *Abbildung 3.6* deutlich zu sehen ist.

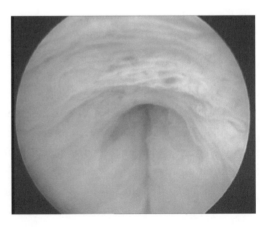

Abb. 3.4
Harnröhrenschließmuskel geöffnet.

3.2 Kontinenztraining nach Ide

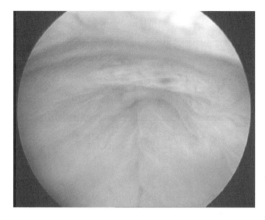

Abb. 3.5
Isolierte Anspannung des Harnröhrenschließmuskels.

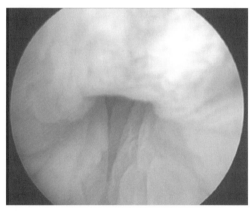

Abb. 3.6
Zusätzliche Anspannung der Beckenbodenmuskulatur bei intensiverem Krafteinsatz.

Praxis des sensomotorischen Trainings

Beachten Sie bei allen praktischen Übungen die oben beschriebenen Zeitphasen der Wundheilung, wenn Sie erst vor kurzem im Unterleib operiert worden sind. Atmen Sie bei allen Übungen möglichst gleichmäßig weiter. Keine der Übungen darf zu Schmerzen führen oder bereits bestehende Schmerzen verstärken!

Übung 2

Legen Sie sich bequem auf den Rücken. Versuchen Sie den Harnröhrenschließmuskel, den Afterschließmuskel und die Beckenbodenmuskulatur unterscheiden zu lernen. Spannen Sie nur mit ganz geringer Kraft an.
▷ Den Harnröhrenschließmuskel aktivieren Sie am besten durch die Vorstellung, den Urin ganz leicht einhalten zu wollen.
▷ Den Afterschließmuskel aktivieren Sie durch die Vorstellung, den Stuhlgang ganz leicht einhalten zu wollen.

▷ Den mittleren Bereich der Beckenbodenmuskulatur aktivieren Sie, wenn Sie sich vorstellen, die Mitte des Schrittes (oder die Mitte des Dammbereiches) in den Körper herein ziehen zu wollen.

Die Übung ist nicht leicht. Erwarten Sie keinen sofortigen Erfolg, sondern planen Sie ca. drei Wochen Übungszeit ein, um das Gefühl für die Anspannung der unterschiedlichen Bereiche zu entwickeln. Halten Sie die einzelne Anspannung etwa 2 bis 3 Sekunden und legen Sie dann eine kurze Pause von ebenfalls wenigen Sekunden ein. Üben Sie insgesamt etwa 3 Minuten.

Diese Übung ist auch wichtig, um folgendes Problem des täglichen Lebens in den Griff zu bekommen: Gelegentlich befindet sich etwas Luft im Darm. Diese soll bei passender Gelegenheit entweichen, ohne dass gleichzeitig Urinverlust auftritt. Spannen wir nun den Harnröhrenschließmuskel intensiv an, um den Urinverlust zu vermeiden, hat dies zur Folge, dass der Afterschließmuskel mit anspannt. Die Luft kann nicht entweichen. Der Schließmuskel der Harnröhre sollte schon aktiviert werden, um Urinabgang zu vermeiden, jedoch nur so leicht, dass der Afterschließmuskel nicht mit anspannt. Dies ist kein leichtes Manöver. Erwarten Sie daher nicht, dass Sie gleich beim ersten Versuch Erfolg haben.

Übung 3
Versuchen Sie, die Harnröhrenschließmuskulatur mit unterschiedlicher Kraftintensität anzuspannen. Sie sollten nach einigem Üben fünf Anspannungsstufen unterscheiden können:
▷ minimale Anspannung (ca. 5–10% der maximal möglichen Kraft)
▷ leichte Anspannung (ca. 30% der Maximalkraft)
▷ mittlere Anspannung (ca. 50% der Maximalkraft)
▷ intensive Anspannung (ca. 70% der Maximalkraft)
▷ maximale Anspannung (100%).

Halten Sie die Spannung auf der jeweiligen Stufe für zwei bis drei Sekunden. Zwischen den einzelnen Spannungsstufen gibt es keine Entspannung. Pausieren Sie zwischen den einzelnen Spannungssteigerungen einige Sekunden.
Übungszeit ca. 5 Minuten *(Abb. 3.7)*.

Wenn Sie die oben dargestellte Übung nach einigen Wochen beherrschen, versuchen Sie die Spannung auch in Stufen abzubauen. Nachdem Sie das Reduzieren der Anspannung in Stufen beherrschen, führen Sie als eine weitere Steigerung die Übung wie folgt durch:

3.2 Kontinenztraining nach Ide

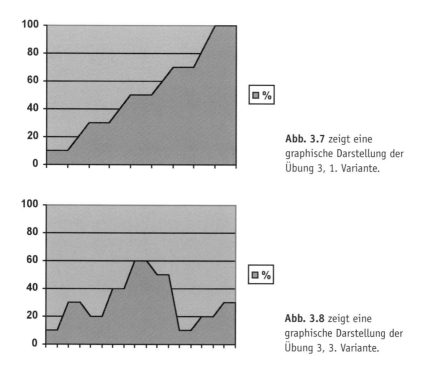

Abb. 3.7 zeigt eine graphische Darstellung der Übung 3, 1. Variante.

Abb. 3.8 zeigt eine graphische Darstellung der Übung 3, 3. Variante.

Üben Sie, die Intensität der Anspannung im unteren bis mittleren Kraftbereich möglichst gut zu spüren und fein zu dosieren. Variieren Sie die Spannung zwischen 10% und 60% beliebig.
Ein Beispiel: 10% – 30% – 20% – 40% – 60% – 50% – 10% – 20% – 30%.
Halten Sie die Spannung auf der jeweiligen Stufe für zwei bis drei Sekunden. Übungszeit: ca. 5–10 Minuten *(Abb. 3.8)*.

Machen Sie sich jedoch nicht zu viele Gedanken über die Frage, ob Sie die Intensität tatsächlich getroffen haben. Dies ist für den Übungserfolg nicht entscheidend. Ziel dieser Übung ist es vielmehr, dass Sie den Schließmuskel nicht beliebig anspannen, sondern sich zunächst eine Vorstellung machen, wie fest Sie anspannen wollen. Danach versuchen Sie Ihre Vorstellung umzusetzen. Sie können dann registrieren, ob der Schließmuskel so angespannt hat wie Sie es geplant hatten oder nicht. Es geht also um gezieltes Anspannen einerseits und um das Erspüren der Qualität der erfolgten Muskelaktion andererseits. Die Prozentzahlen sind nur eine Aufgabe, haben aber für sich genommen keine Wichtigkeit. Ziel der Übung ist, dass der Schließmuskel der Harnröhre lernt, Ihre Vorstellungen einer Anspannung exakt umzusetzen.

Übung 4
Legen Sie sich bequem auf den Rücken, schließen Sie die Augen und lassen Sie Ruhe einkehren. Stellen Sie sich vor, unter Ihrem Becken sei ein Uhrzifferblatt aufgezeichnet. Die Ziffer 12 liegt in Richtung der Füße, die 6 in Richtung des Kopfes, die 3 rechts und die 9 links. Bewegen Sie nun das Becken auf der Unterlage jeweils ca. 20 mal von der 12 zur 6, der 1 zur 7, der 11 zur 5, der 10 zur 4, der 2 zur 8 und der 3 zur 9. Die Bewegungsausführung ist langsam, harmonisch und ohne Kraft oder Anstrengung. Pausieren und entspannen Sie sich nach jeder Bewegungsrichtung, wobei Sie ein leichtes und angenehmes Wärmegefühl im Lenden-Becken-Bereich wahrnehmen sollten. Wenn Sie die Bewegungen einigermaßen beherrschen, spannen Sie während der Bewegung den Schließmuskel zunächst mit wenig und später auch mit etwas mehr Kraft bei den verschiedenen Bewegungen an. Spannen Sie den Schließmuskel dabei zunächst nur auf einem Bewegungsweg an, lassen Sie auf dem Rückweg locker. Wechseln Sie dann den Weg auf dem Sie den Muskel anspannen, aber bleiben Sie bei der gleichen Bewegung. Vergleichen Sie die Anspannungsqualität der beiden Möglichkeiten, den Schließmuskel anzuspannen. Ging es in beide Richtungen gleich gut oder bemerkten Sie Unterschiede?
Üben Sie besonders die Kombinationen von Anspannung und Bewegung, die Ihnen schwer fallen, da Sie hier offensichtlich noch ein Defizit haben.
Sie können diese Übung als Variation auch im Sitzen durchführen.
Übungszeit: ca. 5 Minuten
Machen Sie sich auch bei dieser Übung nicht zuviel Gedanken, ob Sie die richtigen Bewegungen durchführen. Das Modell des Uhrzifferblattes ist nur eine Vorstellungshilfe, die Sie nutzen können, um das Becken systematisch in verschiedene Richtungen zu bewegen. Jede andere Beckenbewegung kann ebenfalls genutzt werden und ist genauso richtig wie die dargestellten.

Ein Training der Sensomotorik ist in der Therapie aller Formen der Harninkontinenz von herausragender Wichtigkeit.

3.2.3.2 Krafttraining

Der korrekte Trainingsreiz ist wichtig

Beim Krafttraining ist es wichtig, dass die Gesetze der Trainingssteuerung, wie sie in der Sportwissenschaft definiert sind, berücksichtigt werden. Nicht jede beliebige Anspannung kann als Krafttraining bezeichnet werden. Anspannungsdauer, Anspannungsintensität, Anspannungsdichte und Anspannungshäufigkeit müssen korrekt gestaltet werden, um eine gute Kräftigung zu erzielen. Im Bereich der Urologie besteht keine Einigkeit über die korrekte Gestaltung der ein-

3.2 Kontinenztraining nach Ide

zelnen Anspannungen im Rahmen des Krafttrainings, oft werden sie in Übungsanleitungen gar nicht erwähnt. Auch im Hinblick auf die Trainingshäufigkeit gibt es sehr große Unterschiede zwischen den Empfehlungen, die den Patienten mitgegeben werden. Im Bereich der Sportwissenschaft sind diese Dinge jedoch schon lange wissenschaftlich erforscht. Sie werden im folgenden Text kurz dargestellt.

Wie muss eine Anspannung gestaltet sein, damit sie zur Kräftigung eines Muskels führt?

Um einen Krafttrainingsreiz zu setzen, muss mindestens 40% der individuellen Maximalkraft eingesetzt werden. In Abhängigkeit von der gewählten Kraftintensität sollte außerdem eine bestimmte Mindestdauer für die Anspannung eingehalten werden. Bei einer Kraftintensität von 40% der Maximalkraft sind dies etwa 15–20 Sekunden, bei 70% etwa 6–10 Sekunden und bei 100% ca. 2–3 Sekunden. Bereits bei 30 Kontraktionen pro Woche konnte bei Trainingsanfängern ein optimaler Kraftzuwachs nachgewiesen werden. Ein zu häufig durchgeführtes, zu intensives und zu langes Krafttraining führt nach unseren Erfahrungen zur Überlastung!

Gestaltung des Trainingsanreizes

Für die Gestaltung der Therapie einer kurz nach einer Operation vorliegenden Harninkontinenz ist es selbstverständlich, die Gesetzmäßigkeit und die Dauer der Wundheilung zu berücksichtigen. Eine zu früh gesteigerte Spannungsintensität kann den Heilungsprozess empfindlich stören.

Um die langsamen und die schnellen Muskelfasern optimal zu trainieren, sollten Anspannungen der Muskulatur mit langsamen und mit schnellem Spannungsaufbau durchgeführt werden. Bei einem schnellen Spannungsaufbau soll der Muskel blitzartig und intensiv angespannt werden. Bei einem langsamen Spannungsaufbau dauert es 3–4 Sekunden, bis die angestrebte Spannungsintensität erreicht ist.

Wie trainiere ich die Kraftausdauer des Harnröhrenschließmuskels?

Immer wieder wird die Meinung geäußert, dass während des Trainings des Schließmuskelsystems vor allem die Kraftausdauer zu trainieren sei und nicht die Maximalkraft. Eine wissenschaftlich gesicherte Abklärung existiert nicht. Wir möchten einige Grundthesen vorstellen, auf denen die Verbesserung der Kraftausdauer innerhalb des Kontinenztrainings nach Ide aufbaut:

Dauerkontinenz

▷ Die Dauerkontinenz wird im wesentlichen (zu ca. 70%) von den unbewusst arbeitenden Anteilen des Harnröhrenschließmuskels gewährleistet.

Kapitel 3 Kontinenztraining

▷ Unbewusst arbeitende Strukturen sind mit Übungen bestenfalls gering zu beeinflussen.
▷ Die aktiv zu steuernde Muskulatur des Harnröhrenschließmuskels trägt aufgrund des hohen Anteils an langsam anspannenden Muskelfasern zu etwa 30% zur Dauerkontinenz bei.

Um das Phänomen der Kraftausdauer bei Haltebelastungen zu erklären, ist es nötig, einige wesentliche Grundgesetze zu betrachten:
▷ Die Zeit, über die eine konstante Anspannung gehalten werden kann, ist von dem Grad der Durchblutung des Muskels abhängig.
▷ Das Maß der Durchblutung wird durch die Anspannungsintensität bestimmt. Bereits bei geringen Belastungen von 20–30% der Maximalkraft ist die Durchblutung eines Muskels während konstanter Anspannungen stark behindert.
▷ Die subjektive Anspannungsintensität bei einer gegebenen Belastung des täglichen Lebens steht in direkter Abhängigkeit von der Maximalkraft.
▷ Die organische Grundlage der Maximalkraft ist die Größe der aktiv arbeitenden Muskelsubstanz.
▷ Die neuromuskuläre (die Steuerung des Muskels über das Gehirn und das Nervensystem betreffende) Grundlage der Maximalkraft ist die Fähigkeit, möglichst viele Muskelfasern gleichzeitig zu aktivieren.

Ziel eines Trainings zur Verbesserung der Kraftausdauer ist daher auch eine Steigerung der Maximalkraft. Dies erreichen wir durch ein differenziertes, variantenreiches Krafttraining auf der Basis der wissenschaftlich gesicherten Erkenntnisse der Trainingslehre.

Praxis des Krafttrainings

Beachten Sie bei allen praktischen Übungen die oben beschriebenen Zeitphasen der Wundheilung, wenn Sie erst vor kurzem im Unterleib operiert worden sind. Atmen Sie bei allen Übungen möglichst gleichmäßig weiter. Keine der Übungen darf zu Schmerzen führen oder bereits bestehende Schmerzen verstärken! Um die richtige Muskulatur zu aktivieren, stellen Sie sich bei den Übungen vor, dass Sie den Urin einhalten müssen.

Übung 5
Stimmen Sie die Muskulatur auf das Training ein, in dem Sie sie für eine Minute im Sekundenrhythmus leicht anspannen und entspannen.

3.2 Kontinenztraining nach Ide

- Spannen Sie nun die Muskulatur so schnell und so fest an, wie Sie können.
- Halten Sie die Spannung für zwei bis drei Sekunden.
- Führen Sie die Übung dreimal hintereinander durch.
- Pausieren Sie zwischen den einzelnen Anspannungen 30 Sekunden.

Führen Sie diese erste Variante erst durch, wenn die Prostataentfernung zwei Monate zurückliegt, um den Heilungsprozess nicht zu gefährden. Andernfalls überspringen Sie die erste Variante in diesem Fall zunächst und beginnen Sie mit der folgenden.

- Spannen Sie die Muskulatur jetzt intensiv (70% der maximal möglichen Kraft) an.
- Steigern Sie die Spannung mit mittlerer Geschwindigkeit.
- Halten Sie die Anspannung für zehn Sekunden.
- Führen Sie die Übung dreimal hintereinander durch.
- Pausieren Sie zwischen den einzelnen Anspannungen für zehn Sekunden.

- Spannen Sie die Muskulatur in dieser dritten Variante mit etwas weniger als der halben Kraft (40% der maximal möglichen Kraft) an.
- Steigern Sie die Spannung langsam.
- Halten Sie die Spannung für dreißig Sekunden.
- Führen Sie die Übung dreimal hintereinander durch.
- Pausieren Sie zwischen den einzelnen Anspannungen für 20 Sekunden.

Tipp

Führen Sie ein Krafttraining immer am Abend durch, um durch die entstehende Muskelermüdung keine Verschlechterung der Kontinenz am Tag zu provozieren.

Bei einem Krafttraining spannen aufgrund der hohen Intensität immer die Beckenbodenmuskulatur und der Afterschließmuskel mit an. Sie werden daher auch mittrainiert. Das Krafttraining der Harnröhrenschließmuskulatur und der Beckenbodenmuskulatur ist wichtig, um den beim Husten, Niesen und ähnlichen Situationen, bei denen Druck auf die Blase ausgeübt wird, vorkommenden Urinverlust zu vermeiden. Das Krafttraining für den Harnröhrenschließmuskel vermindert weiterhin die oft zu beobachtende Ermüdung des Schließmuskelsystems im Tagesverlauf. Auch in diesem Zusammenhang ist es nicht wichtig, ob die genannten Spannungsintensitäten exakt getroffen werden.

Entscheidend für die Auslösung des Kraftzuwachses ist vielmehr, dass der Muskel durch die Anspannung, die wir in diesem Zusammenhang durchführen, an seine Leistungsgrenze kommt und intensiv gefordert wird. Haben Sie am Ende der beschriebenen Anspannungen das Gefühl, die Übung war leicht für die Muskulatur, spannen Sie beim nächsten Mal fester an. Können Sie die Anspannungszeit mit der anfangs gewählten Kraft nicht durchhalten, spannen Sie zunächst leichter an. Sie sollen es also gerade eben schaffen, die Spannung für die angegebene Zeit zu halten.

> **Tipp**
>
> Führen Sie die Übungen 2, 3 und 5 zunächst im Liegen durch. Würden Sie über mehrere Monate nur im Liegen üben, ist das zwar sicherlich wirksam, aber nicht optimal, da sich das tägliche Leben nicht nur in dieser einen Position abspielt. Führen Sie die drei genannten Übungen daher langfristig auch im Sitzen und Stehen durch.

3.2.4 Fördern der unbewusst arbeitenden Muskulatur

intrinsisches Training

Maßnahmen, die die Arbeitsfähigkeit der unbewusst arbeitenden Teile des Harnröhrenschließmuskels und die Blasenkapazität verbessern, werden auch als *intrinsisches Training* bezeichnet. Wir setzen innerhalb des Kontinenztrainingskonzeptes die Blasenfüllung als Reiz für den unbewussten Verschluss der Harnröhre ein und nehmen ergänzend die Akupressur hinzu.

Aktivieren des unbewussten Harnröhrenschließmuskels über die Blasenfüllung

Folgende Gesetzmäßigkeiten liegen unseren Überlegungen bezüglich der Harnspeicherung und des Verschlussdruckes der Harnröhre zugrunde:

Blasenfüllung

▷ Aus den Harnleitern nimmt die Harnblase kontinuierlich Urin auf. Bis zu einer Blasenfüllung von etwa 250 ml bis 500 ml kann der Urin bei lediglich geringem Druckanstieg gespeichert werden. Die Muskulatur der Harnblase wird dabei durch den Sympathikus ruhig gehalten, der plastische Blasenmuskel kann sich der Füllungsmenge anpassen. Beim gesunden Mann steht dem Blaseninnendruck ein die Kontinenz sichernder Druck innerhalb der Harnröhre entgegen. Zum Ende der Füllungsphase steigt der Druck in der Harnröhre parallel zur anwachsenden Blasenfüllung.

3.2 Kontinenztraining nach Ide

▷ Der Verschlussdruck des Harnröhrenschließmuskels verändert sich in Abhängigkeit von der Position des Körpers im Raum. Im Stehen ist er höher als im Liegen.

Die oben dargestellten Zusammenhänge dienen im Rahmen des Kontinenztrainings als Grundlage für die Aktivierung des unbewusst gesteuerten Blasenverschlusses.

Praxis des Blasentrainings

Versuchen Sie, zunächst nur im Liegen die Blasenkapazität zu verbessern und damit den unbewussten Schließmuskel verstärkt zu aktivieren, indem Sie bei einsetzendem Harndrang den Gang zur Toilette etwas herauszögern. Übertreiben Sie nicht. Es sollen keine Verkrampfungen oder gar Schmerzen auftreten. Versuchen Sie die Blasenfüllung soweit wie möglich ohne Anspannung des bewusst arbeitenden Schließmuskels zu realisieren. Das bedeutet jedoch nicht, dass dessen Anspannung verboten ist. Sicherlich müssen Sie beim ersten Harndrang anspannen und auch beim Gang zur Toilette. Je weniger Sie dies tun, umso mehr muss der unbewusst arbeitende Anteil der Schließmuskulatur leisten, was ja ein Ziel des Blasentrainings ist.
Sie sollten langfristig anstreben, eine Urinmenge von ca. 300 ml in der Harnblase speichern zu können. Erreichen sie diese Urinmenge im Liegen, versuchen Sie nach und nach, die genannte Blasenfüllung auch in der halbliegenden Position und später im Sitzen und Stehen zu realisieren.
Diese Maßnahmen sind wichtig, um sehr häufige Toilettengänge zu vermeiden und die unbewusste Dauerkontinenz zu verbessern.

Akupressur

Aktuelle Forschungen zeigen im Gegensatz zu der früher üblichen Meinung, dass der Harnröhrenschließmuskel auch einen unbewusst gesteuerten Anteil besitzt. Viele Probleme, die besonders Patienten nach einer Prostataentfernung haben, deuten darauf hin, dass es sich hierbei um Funktionsdefizite im Bereich des unbewussten Dauerverschlusses der Harnröhre handelt. Es ist jedoch noch unklar, inwieweit unbewusst arbeitende Muskulatur durch Übungen mit trainiert werden kann. Wir versuchen daher, die bisher dargestellten Übungen durch die Akupressur zu ergänzen, um auch die unbewussten Anteile des Kontinenzsystems mit in die Therapie einzubeziehen. Die Akupressur besteht aus der Behandlung bestimmter Punkte, die auf Energiebahnen (Meridianen) liegen, die durch den gesamten Körper verlaufen. Unbewusste Mechanismen, wie die Dauerkontinenz, können nach unseren Erfahrungen durch diese Therapie gefördert werden. Weiterhin wird der Heilungsprozess im gesamten Funktionskreis im Sinne eines ganzheitlichen Therapiekonzeptes allgemein unterstützt.

Aus folgenden Gründen haben wir uns für die Akupressur als Ergänzung des Therapiekonzeptes entschieden:
▷ Bei der Akupressur handelt es sich um eine Therapie, die bereits seit mehreren tausend Jahren durchgeführt und weiterentwickelt wurde. Wird eine Therapie so lange angewandt, spricht dies für ihre Wirksamkeit.
▷ Viele wissenschaftliche Untersuchungen zeigen, dass bei Akupunkturbehandlungen eine Wirksamkeit vorhanden ist. Die Weltgesundheitsorganisation (WHO) empfiehlt die Akupunktur zur Behandlung der Enuresis (s. S. 15). Auch hier liegt ein Problem der unbewusst gesteuerten Kontinenz vor. Mit der Akupressur behandeln wir die gleichen Punkte, die bei der Akupunktur genadelt werden, durch das Drücken der Punkte wird ein ähnlicher Reiz gesetzt
▷ Der Patient kann diese Therapie gut alleine durchführen.

Es sei betont, dass es nicht gestattet ist, Akupressurpunkte, die für die Behandlung der Harninkontinenz des Mannes gewählt werden, auf die Behandlung der Frau zu übertragen, weil es dadurch zu Beeinflussungen der Regelblutung kommen könnte. In der Literatur wird sogar über die Auslösung von Fehlgeburten durch die Stimulierung unangebrachter Akupunkturpunkte berichtet.

Die *Abbildungen 3.9 bis 3.13* zeigen die Akupressurpunkte, die in unserer Klinik für die Behandlung der Harninkontinenz des Mannes eingesetzt werden. Die Bildunterschriften beschreiben, wie die Punkte gefunden werden.

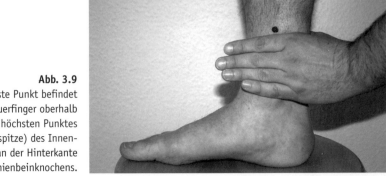

Abb. 3.9
Der erste Punkt befindet sich vier Querfinger oberhalb des höchsten Punktes (Bergspitze) des Innenknöchels; an der Hinterkante des Schienbeinknochens.

3.2 Kontinenztraining nach Ide

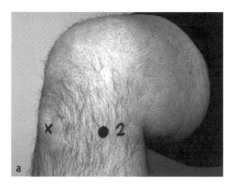
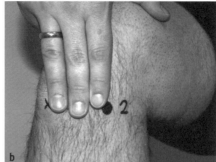

Abb. 3.10a und 3.10b Der zweite Punkt liegt drei Fingerspitzen weit von der kleinen Erhebung unterhalb der Kniescheibe nach innen. Bleiben Sie auf der gleichen Höhe.

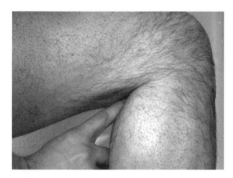

Abb. 3.11 Der dritte Punkt befindet sich in der Mitte der Kniekehle. Der Druck wird in die Richtung der Kniescheibe ausgeübt. Behandeln Sie diesen Punkt nicht, wenn Sie akute Ischiasprobleme haben oder ein erhöhtes Thromboserisiko besteht. Dies können Sie unter anderm daran erkennen, dass Sie Stützstrümpfe tragen müssen oder Medikamente zur Blutverdünnung bekommen.

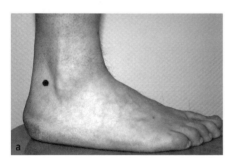
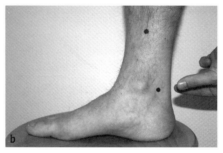

Abb. 3.12a und 3.12b Die Punkte 4a und 4b befinden sich innen und außen in der Mitte zwischen dem höchsten Punkt des Innenknöchels und der Achillessehne. (Oberhalb des Punktes auf der Innenseite sehen Sie Punkt 1.)

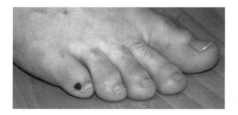

Abb. 3.13 Der Punkt befindet sich im Bereich der zum Fußgelenk und nach außen gelegenen Ecke des Nagels des kleinen Zehs; noch auf der Haut, kurz vor der Nagelecke.

Behandlungsregeln

Für die Behandlung der Akupressurpunkte gibt es keine einheitliche Regelung. Unterschiedlichen Autoren empfehlen andere Zeiten und Methoden. Wir haben mit folgenden Behandlungsregeln gut Erfahrungen gemacht:

Drücken Sie den Punkt konstant oder führen Sie eine kreisende, massierende Bewegung aus. Der Druck sollte fest sein, aber nicht zu Schmerzen oder Verletzungen führen. Behandeln Sie jeden Punkt zwei Minuten. Verschiedene Punkte können Sie gleichzeitig behandeln (Punkt zwei und drei rechts und links, Punkt 4a und 4b mit Zeige- oder Mittelfinger und Daumen). Behandeln Sie beide Beine in der Reihenfolge der Nummerierung, wobei Sie den jeweiligen Punkt zunächst an dem einen Bein und dann an dem anderen behandeln, bevor Sie zum nächsten Punkt wechseln.

Führen Sie die Behandlung über drei Monate an drei Tagen pro Woche durch.

3.2.5 Konditionierung

Ein guter Therapieerfolg ist nur zu erwarten, wenn die in den Bereichen Sensomotorik und Kraft erübten Fertigkeiten auch auf im täglichen Leben vorkommende Situationen übertragen werden. Diese Übertragung kann anhand spezieller Bewegungsformen exemplarisch dargestellt und geübt werden. Wir unterscheiden prinzipiell zwischen Aktivitäten, bei denen ein erhöhter Druck auf die Blase ausgeübt wird, und Bewegungssituationen ohne verstärkten Druck auf die Blase. Ein klassisches Beispiel für die Situationen, bei denen erhöhter Druck auftritt, ist der im Allgemeinen als Belastungsinkontinenz Grad 1 bezeichnete Urinverlust während des Niesens und Hustens. Spazierengehen ist hingegen eine Aktivität, bei der zwar Bewegung stattfindet, aber im Vergleich zum ruhigen Stand kein wesentlich erhöhter Druck zu verzeichnen ist. Wir sind der Meinung, dass die Ursache für die Inkontinenz beim Husten/Niesen eine andere ist als beim Gehen und daher im Rahmen der Therapie andere Gesetzmäßigkeiten beachtet werden müssen.

Das tägliche Leben Es gibt viele Situationen im täglichen Leben, die eine leicht erhöhte Aktivität des Harnröhrenschließmuskels verlangen. Dieser verstärkte Tonusaufbau sollte in der realen Situation oder, falls dies nicht möglich ist, realitätsnah eingeübt werden. Die Therapie beruht hier auf dem klassischen Modell der Konditionierung und der Plastizität des Gehirns.

Was verstehen wir in diesem Zusammenhang unter dem Begriff Konditionierung?

Pawlow beschrieb die klassische Konditionierung und erklärte den Lernvorgang durch die Bindung bestimmter Reize, Reflexe und Reaktionen. Ein Reiz (Glockenton) wurde in Pawlows Versuchen mit einem anderen Reiz (Anblick und Geruch von Futter – gesteigerte Speichelproduktion) wiederholt gekoppelt und führte beim Hund schließlich zu dem allgemein bekannten Lernergebnis, dass auch beim Ertönen der Glocke allein eine erhöhte Speichelabsonderung auftrat.

In diesem Sinne muss die spezifische Belastung, die Urinverlust auslöst, immer wieder mit der aktiven Anspannung des Harnröhrenschließmuskels kombiniert werden, um diese zu konditionieren. Jede Situation, in der der Patient Urinverlust verspürt, muss auf diese Weise nach und nach realitätsnah geübt werden, da ein Übertrag der Anspannung in der einen Situation auf die andere leider nicht automatisch erfolgt.

Praxis der Konditionierung

Übung 6

Versuchen Sie, Bewegungen und andere Aktivitäten des täglichen Lebens, bei denen Urinverlust auftritt, zum Training bewusst mit angespannter Schließmuskulatur durchzuführen. Beispiele für diesen ersten Bereich, in dem wir mit kurzen aber intensiven Anspannungen im Schließmuskel arbeiten, sind das Aufstehen vom Stuhl, das Anziehen der Hose, Husten und Niesen.

Übung 7

Der Urinverlust beim Gehen ist ein Problem, das nicht leicht zu behandeln ist. Bei den meisten Patienten verbessert sich die Kontinenz zunächst im Liegen und dann im Sitz. Der nächste Schritt ist dann oft, bei kurzen Belastungen von wenigen Sekunden kontinent zu werden. Die Kontinenz beim Gehen stellt sich in vielen Fällen nach einer Prostataentfernung als letztes ein.

Beim Gehen kommen die inneren Organe und somit auch die Harnblase in eine leichte Schwingung, die durch die Bewegung des Beckens und durch den Stoß, der beim Aufsetzen der Ferse verursacht wird, bedingt ist. Durch die Entfernung der Prostata wird der Unterleib destabilisiert, da die Bänder, die die Prostata im Becken fixieren, durchtrennt werden. Die Amplitude der Schwingungen nimmt zu. Gleichzeitig wird in vielen Fällen der Blasenschließmuskel mit entfernt oder sehr stark beschädigt, so dass die Harnblase jetzt als offenes Gefäß über dem Schließmuskelsystem der Harnröhre steht. Durch die beim Gehen auftretende Bewegung kann nun immer wieder ein kleiner Tropfen durch das Schließmuskelsystem dringen. Ziel unserer Übungen muss es daher sein, dass das Schließmuskelsystems trotz immer wiederkehrenden kleinen Bewegungen dicht hält. Dies können wir in mehreren Stufen üben:

Versuchen Sie zunächst einfache Beinbewegungen mit angespanntem Schließmuskel der Harnröhre durchzuführen. Spannen Sie den Muskel so leicht wie möglich an, aber doch so fest, dass kein Urinverlust auftritt. Wir können Spannungen nur lange halten, wenn wir wenig Kraft einsetzen und wir benötigen beim Gehen eine sehr lange Spannungszeit. Halten Sie die Spannung für 20 bis 30 Bewegungen. Machen Sie dann eine kurze Pause von ca. 10 Sekunden. Üben Sie das Gleiche nun mit einer anderen Beinbewegung. Seien Sie erfinderisch, probieren Sie möglichst viele unterschiedliche Bewegungen aus. Ziel ist es, ein Gefühl für die leichte Anspannung der Schließmuskulatur beim Bewegen zu bekommen und die Beinbewegungen ohne Urinverlust durchführen zu können. Trainieren Sie dies insgesamt ungefähr fünf Minuten lang.

Üben Sie parallel hierzu, ganz kurze Strecken von wenigen Metern mit möglichst leicht angespanntem Schließmuskelsystem zu gehen. Auch hier ist es unser Ziel, ein Gefühl für die leichte Anspannung bei der Gehbewegung zu bekommen und diese erst mal nur für wenige Meter ohne Urinverlust durchführen zu können.

Wenn Sie dies beherrschen, steigern Sie die Übungen, indem Sie schnellere und größere Bewegungen durchführen. Die Zeit, die Sie mit angespanntem Schließmuskel gehen, können Sie ebenfalls langsam bis auf etwa drei Minuten ausdehnen.

Versuchen Sie, wenn Sie die vorangestellten Übungen beherrschen und die Operation mehr als zwei Monate zurückliegt, kleine Sprünge, Hüpfen auf der Stelle, vom Fußballen auf die Ferse fallen Lassen und ähnliches mit angespanntem Schließmuskel als Übung durchzuführen. Führen Sie ca. 30 Sprünge hintereinander durch und pausieren Sie dann für einige Sekunden. Wiederholen Sie dies dreimal. Beim Gehen können Sie den Schließmuskel bis zu zehnmal hintereinander anfangs für eine und später für bis zu drei Minuten anspannen. Unser langfristiges Ziel ist jedoch nicht, die Anspannungszeit immer weiter auszudehnen, da dies aus verschiedenen Gründen in den meisten Fällen nicht praktikabel ist. Wir wollen den Schließmuskel vielmehr durch häufiges Wiederholen der leicht erhöhten Spannung dahingehend konditionieren, diese ohne unser bewusstes Zutun permanent aufrecht zu halten.

Bei weit fortgeschrittenen Patienten kommt es vor, dass während der ersten Stunde eines Spazierganges kein Urinverlust auftritt, sich die Probleme aber mit zunehmender Gehzeit doch wieder einstellen. Die beschriebenen Sprungübungen können sehr leicht absolviert werden. In diesem Fall ist es nötig, zunächst etwa eine Stunde zu gehen, um den Schließmuskel zu ermüden, und erst dann die beschriebenen Übungen durchzuführen.

3.2.6 Ergänzende Maßnahmen

Das Grundprogramm des Kontinenztrainings nach Ide kann durch spezielle Maßnahmen ergänzt werden, die in der Regel im Rahmen der Einzeltherapie von einem Therapeuten oder Arzt durchgeführt werden.

Die Verwendung von *Biofeedbackgeräten* kann ein sensomororisches Training und ein Krafttraining unterstützen. Die *Elektrotherapie* ist vor allem bei den Patienten ein wichtiger Baustein, die ihren Harnröhrenschließmuskel nicht bewusst aktivieren können. Die *Manuelle Therapie* kann Blockierungen im Bereich der Sakroiliakalgelenke und des Steißbeins lösen und damit Schmerzen, die eine Anspannung der Muskulatur im Dammbereich verhindern, beseitigen. Auch die Behandlung von sogenannten Triggerpunkten kann in seltenen Fällen nötig sein. Die viszerale Osteopathie ist eine weiter Behandlungsmethode, die bei einzelnen Patienten wichtig sein kann.

Wir stellen das Biofeedbacktraining und die Elektrotherapie im Folgenden näher dar.

3.2.6.1 Biofeedback

Wir unterscheiden drei mögliche Formen eines Biofeedbacktrainings:
▷ Elektromyographie
▷ Videoendoskopie
▷ Transrektaler Ultraschall.

Elektromyographie

Biofeedbackgeräte, die auf der Elektromyographie basieren, waren früher hauptsächlich im Arbeitsbereich der Psychologen zu finden. In den letzten Jahren werden diese Geräte vermehrt auch von Physiotherapeuten eingesetzt, insbesondere im Rahmen des Kontinenztrainings.

Wie arbeiten Biofeedbackgeräte, die auf der Elektromyographie basieren?

Die Elektromyographie basiert auf folgenden Gegebenheiten: Bei dem Anspannen eines Muskels entsteht eine elektrische Spannung (Muskelfasermembranpotential), die über Sensoren oder Oberflächenelektroden abgenommen und an ein Messgerät übertragen wird. Dieser Wert wird für den Patienten mittels Lampen sichtbar gemacht oder auch in ein akustisches Signal umgesetzt. Bei Männern nach Prostataentfernung werden in der Regel Rektalelektroden verwendet. Diese Sensoren können die elektrische Spannung des Schließmuskels der Harnröhre nicht von den elektrischen Spannungen aller anderen Muskeln im Dammbereich trennen. In wissenschaftlichen Studien konnte der Nutzen des Einsatzes dieser Geräte nicht überzeugend belegt werden. In einzelnen Fällen können Sie sinnvoll sein, um das Dosieren der Anspannungsintensität bei den Übungen zu trainieren.

Videoendoskopie

Sichtkontrolle der Funktion

Bei der Videoendoskopie führt der Arzt ein Endoskop mit geringem Durchmesser in die Harnröhre ein. Dieses besteht aus einer starren oder flexiblen Röhre, an die eine Kameraoptik angeschlossen wurde. Der Arzt führt das Endoskop so weit ein, bis er den Schließmuskel der Harnröhre sehen kann. Über eine Datenleitung wird das Bild auf einen Fernsehschirm übertragen, so dass es für Therapeuten und Patienten sichtbar wird (s. Abb. 3.4–3.6).

Aus welchen Gründen wird eine Videoendoskopie durchgeführt?

Das Verfahren bietet folgende Möglichkeiten:
- ▷ Der Arzt kann den korrekten unbewussten Verschluss der Harnröhre durch den Schließmuskel beurteilen. Hierzu kann es allerdings nötig sein, die während der Beobachtung ständig laufende Spülung, die der Erhaltung der Sicht dient, abzustellen, da der Wasserdruck den unbewussten Schließmuskel oft aufdrückt.
- ▷ Der Arzt kann den willkürlichen Verschluss bei einer bewussten Aktivierung des Schließmuskels der Harnröhre begutachten.
- ▷ Der Physiotherapeut kann erkennen, ob der Patient gelernt hat, seinen Schließmuskel im Körper zu erspüren und gezielt anzuspannen. Sollte dies nicht der Fall sein, können entsprechende Übungen während der Videoendoskopie durchgeführt werden.
- ▷ Der Patient erhält eine definitive Information darüber, ob er den Schließmuskel auch wirklich anspannt, da er die Kontraktion des Muskels auf dem Bildschirm sehen kann.

Das Verfahren erfordert einen hohen personellen Einsatz und ist für den Patienten nicht ganz angenehm. Wir empfehlen daher, es nur bei Patienten einzusetzen, die eine starke Inkontinenz zeigen, oder bei denen durch das bisherige Kontinenztraining keine Verbesserung eingetreten ist.

3.2 Kontinenztraining nach Ide

Transrektaler Ultraschall

Auch der transrektale Ultraschall zeigt, ob es dem Patienten gelingt, den Harnröhrenschließmuskel gezielt anzuspannen. Bei dieser Maßnahme wird ein Ultraschallkopf in den Darm eingeführt, um die Aktionen des Schließmuskels sichtbar zu machen. Das gelieferte Bild ist allerdings schlechter zu erkennen, als das der Videoendoskopie *(Abb. 3.14–3.15)*. Eine Beurteilung des korrekten Verschlusses der Harnröhre ist nicht möglich. Die Methode bietet jedoch den Vorteil, dass bei einem Patienten, der erst vor kurzem im Unterleib operiert worden ist, die heilenden Strukturen nicht gereizt werden.

Keine Reizung der heilenden Gewebe

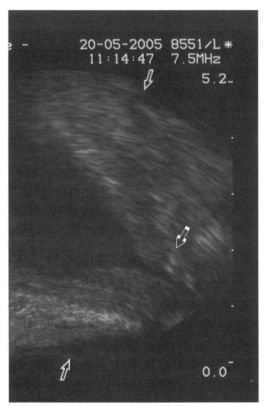

Abb. 3.14 Nicht angespannter Schließmuskelbereich.

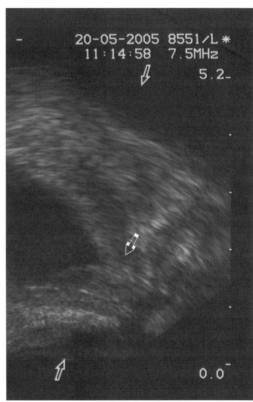

Abb. 3.15 Anspannung des Schließmuskels.

3.2.6.2 Elektrotherapie

Bei der Elektrostimulation werden Analsensoren, Vaginalelektroden und Klebeelektroden für die Haut verwendet. Durch diese Geräte wird elektrischer Strom in die Körpergewebe geleitet, wodurch entweder Nerven oder Muskelzellen gereizt werden können.

Die Elektrotherapie kann folgende Ziele haben:
▷ Stimulation der Empfindung für die relevante Muskulatur bei Patienten, die ihren Schließmuskel und Beckenboden aktiv nicht anspannen können
▷ Kräftigung der Muskulatur
▷ Steigerung der Harnblasenkapazität
▷ Verminderung einer Dranginkontinenz
▷ Schmerzbehandlung
▷ Verbesserung der Durchblutung
▷ Behandlung von Patienten mit Nervenschäden.

Die Frequenz, die Impulsdauer, die Impulsintensität, die Dauer der Behandlung und die Pausendauer zwischen den einzelnen Impulsen sind die fünf wichtigsten Parameter, die am Gerät eingestellt werden müssen. Niedrige Frequenzen zwischen 5 und 10 Hz werden zur Therapie der Dranginkontinenz verwandt. Frequenzen zwischen 33 und 100 Hz werden bei Muskelschwäche eingesetzt. Oft wird die Behandlung mit einer Frequenz von 33 Hz begonnen und im weiteren Verlauf auf 50 Hz erhöht. Wenn keine Probleme mit Hämorrhoiden bestehen, sollten beim Mann Analelektroden angewendet werden, da es für die Stimulation günstig ist, wenn die Elektrode möglichst nah an den relevanten Nerven und Muskeln sitzt.

Sollte bei jedem Patienten Elektrotherapie eingesetzt werden?

Pro und Kontra abwägen

Es gibt aus unserer Sicht einige Faktoren, die dagegen sprechen, die Elektrotherapie als Standardbehandlung in der Inkontinenztherapie einzusetzen:
▷ Die Anspannung der Muskulatur erfolgt während der Elektrotherapie wesentlich plumper und asynchroner als bei einer natürlichen Anspannung und ist daher langfristig als Training nicht ausreichend.
▷ Da die Elektrotherapie eine passive Technik ist, die ohne direkte Kontrolle des Patienten erfolgt, ist bei einer Überdosierung der Stromintensität eine Schädigung des Wundbereiches frisch operierter Patienten leichter möglich als bei aktiven Techniken.

3.2 Kontinenztraining nach Ide

▷ Eine Verbesserung der Sensomotorik ist durch eine Elektrotherapie nicht möglich. Dem Patienten kann durch das Stromgefühl lediglich ein Hinweis auf die Lage der Beckenbodenmuskulatur gegeben werden.

In wissenschaftlichen Studien konnte der Nutzen des Einsatzes dieser Geräte beim Mann nicht überzeugend belegt werden. Wir empfehlen daher, die Elektrostimulation nur dann einzusetzen, wenn ein natürliches und physiologisches Anspannen und Trainieren der Schließmuskulatur nicht möglich ist.

3.2.7 Kontinenztraining für Männer – einige Monate oder Jahre nach der kompletten Entfernung der Prostata

Ein Kontinenztraining für Männer, bei denen die komplette Entfernung der Prostata ein Jahr oder länger zurückliegt, stellt eine besondere Herausforderung dar. In der Regel wurden bereits physiotherapeutische Übungen und eventuell auch andere Therapien mit dem Patienten durchgeführt, die entweder keinen oder nur einen unzureichenden Erfolg brachten.

Welche Faktoren können dafür verantwortlich sein, dass sich die Kontinenz nicht einstellt?

In den meisten Fällen kann etwa sechs Monate bis zu einem Jahr nach der Prostataentfernung eine zufriedenstellende Kontinenz verzeichnet werden. Hat sich jedoch bei einem Patienten in diesem Zeitraum keine ausreichende Verbesserung der Situation eingestellt, können im Wesentlichen zwei Gründe für die weiterhin bestehenden Inkontinenz angenommen werden:
▷ Der Verschlussapparat ist beschädigt und dadurch unfähig, eine zufriedenstellende Kontinenz zu gewährleisten.
▷ Es wurde bisher kein oder kein optimales Training durchgeführt.

Die Ursache der Harninkontinenz nach einer kompletten Entfernung der Prostata, die ein Jahr oder mehr zurückliegt, ist in den allermeisten Fällen ein Funktionsdefizit des Schließmuskelsystems der Harnröhre. Es sollte, bevor ein Trainingsprogramm erstellt wird, mittels einer Videoendoskopie sichergestellt werden, dass der Schließmuskel der Harnröhre voll funktionsfähig ist.

Kapitel 3 Kontinenztraining

Optimieren des Kontinenztrainings

Wie sollte die Therapie für diese speziellen Patienten gestaltet werden?

Wichtig für diese Patienten ist, dass die Behandlung genau auf die noch bestehenden Probleme abgestimmt wird. Was hiermit gemeint ist, möchten wir im Folgenden durch vier Beispiele erläutern. Die Fälle werden aus didaktischen Gründen etwas vereinfacht dargestellt, kommen aber in der Realität durchaus auch so vor. Zeigen sich Mischbilder beim Patienten, müssen verschiedene Therapiemaßnahmen kombiniert werden. In dem Kapitel 3.2.8 finden Sie spezielle Trainingspläne zu den verschiedenen Problemen.

Patient A

Der Patient hat seit der Operation – obwohl ein gutes Trainingsprogramm über mehr als ein Jahr durchgeführt wurde – keine wesentliche Verbesserung der Kontinenz erzielen können. Der Betroffene braucht nachts drei Vorlagen, am Tag ca. zwölf Vorlagen und verzeichnet somit einen schweren, permanenten Urinverlust.

In einem solchen Fall muss geprüft werden, dass der Schließmuskel der Harnröhre durch die Operation beschädigt worden ist. Bevor eine Therapie konzipiert wird, sollte der Patient vom Urologen in Bezug auf die Funktionsfähigkeit der Schließmuskulatur untersucht werden. Besonders wichtig erscheint uns hier die Videoendoskopie (s. S. 54) oder zumindest die Begutachtung des Blasenverschlusses mittels eines Zystoskopes sowie eine Druckprofilmessung innerhalb der Harnröhre.

Ist der Schließmuskel prinzipiell funktionstüchtig, muss das bisher durchgeführte Trainingsprogramm überprüft werden, wie dies für den Patienten B (s.u.) beschrieben wird.

Bei einem *nicht zu behebenden Defekt des Schließmuskels*, oder wenn die Ursache der fortbestehenden Inkontinenz nicht aufzufinden oder nicht zu therapieren ist, sollten Sie sich von einem erfahrenen Urologen über die operativen Verfahren zur Behebung der Harninkontinenz informieren lassen (s. Kap. 9)

Besteht keine Aussicht auf eine Verbesserung durch Operation, Therapie oder andere Maßnahmen, ist vor allem die Versorgung mit Hilfsmitteln zu optimieren.

Patient B

Dieser Patient hat über ein Jahr ein unspezifisches Übungsprogramm durchgeführt. Er konnte damit den Urinverlust in der Nacht vollständig beseitigen und den Vorlagenverbrauch am Tag von sechs auf drei reduzieren. Es zeigt sich ein leichter Urinverlust bei Drucksituationen wie Husten und Niesen und ein Urinverlust während des Spazierengehens. Der Betroffene ist mit seiner Situation noch nicht zufrieden und wünscht eine weitere Verbesserung der Kontinenz.

3.2 Kontinenztraining nach Ide

Für die weitere Therapie ist es wichtig, das Trainingsprogramm zu optimieren. Ein spezifisches Kontinenztraining für Patienten nach kompletter Prostataentfernung sollte neben der Information folgende Therapiemodule enthalten:
- Sensomotorisches Training
- Krafttraining
- Training der Aktivitäten des täglichen Lebens
- Akupressur
- evtl. ergänzende Therapiemaßnahmen.

Besonders im Bereich des sensomotorischen Trainings (s. S. 37) und des Krafttrainings (s. S. 42) haben die Patienten nach unseren Erfahrungen häufig keine optimalen Übungen ausgeführt Das Training war in vielen Fällen ungenau definiert und zeigte trainingsmethodische Fehler. Für die Gestaltung des sensomotorischen und des Krafttrainings ist es aus den bereits genannten Gründen beim Mann wichtig, die Harnröhrenschließmuskulatur in den Mittelpunkt zu stellen. Wie beschrieben, ist die Ursache der Inkontinenz des Mannes primär keine Schwäche der Beckenbodenmuskulatur, sondern die Folge einer Operation, einer Blasenerkrankung oder eines Problems des zentralen oder peripheren Nervensystems. Beim ungewollten Harnverlust nach der Entfernung der Prostata sind der Verlust des Blasenschließmuskels und eine kleinere oder größere Verletzung des Schließmuskelsystems der Harnröhre in den allermeisten Fällen die dominante Ursache für die auftretende Problematik. Der Schwerpunkt der Therapie sollte daher auf die verbliebene Schließmuskulatur der Harnröhre gerichtet werden.

Patient C
Dieser Patient konnte sehr gute Fortschritte erzielen. Es besteht nur noch eine leichte Restinkontinenz, die sich in einem geringen Urinverlust bei einigen wenigen Belastungen und Bewegungen zeigt.
Eine ganze Reihe von Patienten zeigt ein Jahr und länger nach der kompletten Entfernung der Prostata einen geringen Urinverlust bei bestimmten Bewegungen und Belastungen. Als Beispiele seien hier der Moment des Ballkontaktes beim Tennisspielen genannt und das Anlegen des Sicherheitsgurtes im Auto. Es gibt viele ähnliche Situationen im täglichen Leben, die eine leicht erhöhte Aktivität des Harnröhrenschließmuskels nach der Entfernung des Blasenschließmuskels verlangen. Dieser verstärkte Tonusaufbau sollte am besten in der realen Situation oder, falls dies nicht möglich ist, realitätsnah eingeübt werden. Die Therapie beruht hier auf dem klassischen Modell der Konditionierung und der Plastizität des Gehirns (s. Kap. 3.2.5).

Patient D
Auch dieser Patient hat bereits gute Fortschritte bezüglich seiner Kontinenz feststellen können. Sein Hauptproblem besteht in einer Verstärkung der Inkontinenz zum Nachmittag und frühen Abend hin. Nachts und am Vormittag ist der Patient vollkommen kontinent, am Nachmittag verzeichnet er einen geringen Urinverlust bei Drucksituationen (Husten, Niesen usw.) und beim Gehen.
Für diesen Patienten besteht die Therapie darin, die Kraftausdauer der bewusst gesteuerten Muskulatur zu erhöhen (s. Kap. 3.2.3.2).

Die dargestellten Beispiele zeigen, dass es für Patienten, die ein Jahr oder länger nach einer Prostataentfernung noch inkontinent sind, nötig ist, ein individuelles Trainingsprogramm aufzustellen. Die Inhalte dieses Programms richten sich nach der Symptomatik des jeweiligen Patienten. Wir konnten vielen Patienten der Klinik Wildetal durch die Aufstellung eines individuellen Trainingplanes helfen, ihre Kontinenz auch ein Jahr oder länger nach der Entfernung der Prostata wiederherzustellen, zumindest aber deutlich zu verbessern.

Eine im Jahr 2005 an der Klink Wildetal durchgeführte Untersuchung von 156 Patienten mit einer ein Jahr oder länger nach einer Prostataentfernung noch bestehenden Inkontinenz zeigt als Ergebnis, dass die subjektiven Beschwerden bezüglich der Harninkontinenz innerhalb eines dreiwöchigen Rehabilitationsaufenthaltes deutlich verbessert werden konnten. 16% der Teilnehmer bezeichnen sich subjektiv als geheilt, 62% als deutlich gebessert. Diese Ergebnisse sind um so höher zu bewerten, als bei diesen Patienten in den letzten Monaten vor dem Klinikaufenthalt in der Regel keine Verbesserung der Kontinenz mehr erfolgt ist.

3.2 Kontinenztraining nach Ide

3.2.8 Trainingspläne

In diesem Kapitel möchten wir einige Trainingspläne aufstellen, die spezielle Zeitfenster oder Symptomatiken berücksichtigen. Sehen Sie diese Pläne als einen Hinweis. Selbstverständlich können Sie sie abändern und an Ihre spezielle Situation anpassen.

Trainingsplan für die ersten Tage nach dem Entfernen des Katheters

	Am Vormittag	Am Abend	Freie Zeitwahl
Montag	Übung 1	Übung 1	Akupressur
Dienstag	Übung 1	Übung 1	Akupressur
Mittwoch	Übung 1	Übung 1	Akupressur
Donnerstag	Übung 1	Übung 1	Akupressur
Freitag	Übung 1	Übung 1	Akupressur
Samstag	Übung 1	Übung 1	Akupressur
Sonntag	Übung 1	Übung 1	Akupressur

Der Standard Trainingsplan für die Anschlussheilbehandlung und die folgenden Monate

	Am Vormittag	Am Abend	Freie Zeitwahl
Montag	Übung 2	Übung 5	Übung 6 + 7
Dienstag	Übung 3	Übung 5	Übung 1 + Akupressur
Mittwoch	Übung 4		Übung 6 + 7
Donnerstag	Übung 2	Übung 5	Übung 1 + Akupressur
Freitag	Übung 3	Übung 5	Übung 6 + 7
Samstag	Übung 4	Übung 5	Übung 1 + Akupressur
Sonntag			

> Wir gehen bei allen folgenden Trainingsplänen davon aus, dass die Übungen des Standard Trainingsplans für etwa drei Monate durchgeführt worden sind.

Trainingsplan für Patienten, bei denen nur am Nachmittag ein leichter Urinverlust auftritt

Die Problematik deutet darauf hin, dass der Schließmuskel im Tagesverlauf ermüdet. Er muss also weiter gekräftigt werden, um die Belastungen des Alltages durchzuhalten. Wir gehen bei der im folgenden Text dargestellten Steigerung des Krafttrainings davon aus, das der oben aufgeführte „Standard Trainingsplan für die Anschlussheilbehandlung und die folgenden Monate" bereits einige Monate durchgeführt wurde. Sollte dies nicht der Fall sein, trainieren Sie zunächst drei Monate mit diesem Plan.

Sie können das Krafttraining intensivieren, indem Sie die Anspannungsdauer und die Wiederholungszahl steigern. Hier eine Anleitung:

Übung 8

1. Phase: Steigern Sie die Anspannungszeit, indem Sie von Woche zu Woche diese Zeit bei den drei im Rahmen des Krafttrainings (s. S. 42) beschriebenen Übungsvarianten erhöhen. Erhöhen Sie bei der Anspannung 100% die Spannungszeit von Woche zu Woche um eine Sekunde, bei der Anspannung mit 70% um zwei Sekunden und bei der Anspannung mit 40% um fünf Sekunden. Tun Sie dies über fünf Wochen. Führen Sie anschließend für eine Woche kein Krafttraining durch, damit sich die Muskulatur regenerieren kann.

2. Phase: Bleiben Sie bei der verlängerten Anspannungszeit und führen Sie jetzt die drei Übungsvarianten von Woche zu Woche einmal mehr durch, bis Sie bei zehn Wiederholungen pro Übung angelangt sind.

	Am Vormittag	Am Abend	Freie Zeitwahl
Montag		Übung 8	
Dienstag		Übung 8	
Mittwoch		Übung 8	
Donnerstag			
Freitag		Übung 8	
Samstag		Übung 8	
Sonntag			

3.2 Kontinenztraining nach Ide

Trainingsplan für Patienten, bei denen nur noch beim Gehen Urinverlust auftritt

Im Zusammenhang mit dem Urinverlust beim Gehen ist ein Training der Beckenbodenmuskulatur ergänzend zum Training des Harnröhrenschließmuskels wichtig. Wie oben beschrieben kommt es beim Gehen zu Schwingungen der Blase. Hier ist es zum einen wichtig, die Harnröhrenschließmuskulatur dahingehend zu trainieren, trotz der Vibrationen dicht zu halten, zum anderen aber auch die Beckenbodenmuskulatur zu festigen, damit die Schwingungen besser abgestützt und damit vermindert werden. Bei dem Krafttraining spannt die Beckenbodenmuskulatur automatisch mit an, sodass Sie in jedem Fall mittrainiert wird. Wir sollten dieses Training in dem hier vorliegenden Zusammenhang steigern, indem wir die Übung 5 durch die Übung 8 ersetzen.

	Am Vormittag	Am Abend	Freie Zeitwahl
Montag		Übung 8	
Dienstag		Übung 7	
Mittwoch		Übung 8	
Donnerstag		Übung 7	
Freitag		Übung 8	
Samstag		Übung 7	
Sonntag			

Trainingsplan für Patienten, bei denen nur beim Husten, Niesen, Bücken, Aufstehen vom Stuhl und ähnlichen Situationen Urinverlust auftritt

	Am Vormittag	Am Abend	Freie Zeitwahl
Montag		Übung 8	
Dienstag		Übung 6	
Mittwoch		Übung 8	
Donnerstag		Übung 6	
Freitag		Übung 8	
Samstag		Übung 6	
Sonntag			

Trainingsplan für Patienten, bei denen vorrangig nachts im Schlaf Urinverlust auftritt

Das Problem des Urinverlustes in der Nacht beobachten wir besonders bei Patienten, die eine Neoblase bekommen haben. Die folgende These ist eine mögliche Erklärung dieses Phänomens: Die Harnblase meldet durch die Sensoren in der Blasenwand Druckveränderungen, wie sie in der Nacht unter anderem durch Drehbewegungen im Schlaf vorkommen, an das Gehirn und löst unbewusst gesteuert eine Aktivierung der Schließmuskulatur des harnableitenden Systems aus. Patienten, die eine Blase aus Darmgewebe (Neoblase) bekommen haben, verfügen über die entsprechenden Sensoren nicht mehr. Die Folge ist, dass der bei Drehbewegungen und Ähnlichem auftretende Druck zu keiner Aktivierung der Muskulatur führt und Urinverlust auftritt. Die folgende Übung Nummer 9 ist ein Versuch, einen neuen Regelkreis zu konditionieren.

Übung 9

Legen Sie beide Hände unterhalb Ihres Bauchnabels auf die Haut. Üben Sie nun einen leichten Druck in Richtung der Harnblase aus und spannen Sie den Schließmuskel der Harnröhre im selben Moment mit wenig Kraft (5–10%) an.

▷ Wiederholen Sie diesen Vorgang pro Übungseinheit ca. 50-mal hintereinander.
▷ Führen Sie die Übungseinheit morgens, mittags und abends durch.
▷ Üben sie die ersten sechs Wochen in der Rückenlage.
▷ Führen Sie die Übung danach über weitere sechs Wochen in verschiedenen Liegepositionen durch (Bauchlage, Seitenlage, angezogene Beine usw.).
▷ Legen Sie die Hände während des dritten Abschnittes von erneut sechs Wochen an andere Stellen der Bauchwand.
▷ Legen Sie die Hände während der letzten sechs Wochen auf die Kleidung im Bauchbereich.

	Am Vormittag	Am Mittag	Am Abend	Freie Zeitwahl
Montag	Übung 9	Übung 9	Übung 9 + 8	
Dienstag	Übung 9	Übung 9	Übung 9 + 8	
Mittwoch	Übung 9	Übung 9	Übung 9	Akupressur
Donnerstag	Übung 9	Übung 9	Übung 9 + 8	
Freitag	Übung 9	Übung 9	Übung 9 + 8	Akupressur
Samstag	Übung 9	Übung 9	Übung 9 + 8	
Sonntag				Akupressur

3.2.9 Häufig von Patienten gestellte Fragen

Wir möchten versuchen, in diesem Kapitel einige Fragen zu beantworten, die oft von den Patienten gestellt werden.

Muss ich mein ganzes Leben lang mit dem kompletten Übungsprogramm weiter trainieren?

Kurz nach einer Operation bestehen generelle Probleme mit der Kontinenz. Leichter Urinverlust in der Nacht, kurzer Urinverlust beim Husten und Niesen, ständiger leichter Urinverlust beim Gehen. Nach einem halben Jahr hat sich die Situation in der Regel soweit verbessert, dass nur noch eine Restsymptomatik besteht. Alle Probleme, die Sie im Griff haben, brauchen Sie nicht mehr zu trainieren. Die gewonnene Zeit sollten Sie nutzen, um verstärkt die noch bestehenden Probleme anzugehen. Orientieren Sie sich an den dargestellten Trainingsplänen. Ist nach einer radikalen Prostatektomie eine komplette Kontinenz erreicht, kann das Kontinenztraining beendet werden, da es in der Regel nicht zu einem erneuten Auftreten des ungewollten Urinverlustes kommt. Probieren Sie dies einfach aus. Sollte es aus welchen Gründen auch immer im weiteren Leben noch einmal zu einer Inkontinenz kommen, sollte zunächst nach der Ursache hierfür gefragt werden. Das Training kann in einem solchen Fall dann wieder mit dem passendem Trainingsplan (s. S. 61) aufgenommen werden.

In welcher Ausgangsposition sollten die Übungen durchführt werden?

Viele der Übungen können in jeder, im täglichen Leben vorkommenden, Körperposition durchführt werden. In der Regel ist es für den Anfänger am leichtesten, die Übungen zunächst im Liegen durchzuführen. Beherrschen Sie die Übungen und tritt bei Ihnen im Liegen kein Urinverlust mehr auf, trainieren Sie am funktionellsten, wenn Sie während des Trainings die Körperposition einnehmen, in der die Symptomatik auftritt. Generell sollten die drei Hauptpositionen Liegen, Sitzen und Stehen als Übungsposition berücksichtigt werden.

Sollen die Übungen mit voller oder mit leerer Blase durchgeführt werden?

Führen Sie die Übungen zunächst mit einer wenig gefüllten aber nicht ganz leeren Blase durch. Als Steigerung können Sie die Übungen nach und nach mit immer vollerer Blase durchführen, soweit sich dies einrichten lässt. Besonders bei den Übungen 6 und 7 ist es effektiv, auch mit voller Blase zu üben.

Ich bemerke beim Gehen nach einiger Zeit einen nicht mehr zu kontrollierenden Urinverlust. Soll ich meinen Spaziergang beenden oder ganz darauf verzichten?

Betrachtet man diesen Sachverhalt aus dem Blickwinkel der Trainingslehre, sollte man nur solange spazierengehen, wie kein Urinverlust auftritt. Der Mechanismus „Urinverlust beim Gehen" sollte möglichst wenig auftreten, da wir ja „Gehen ohne Urinverlust" im Gehirn „einspeichern" wollen. Andererseits ist es auch nicht sinnvoll, das gesamte Leben von dem Kontinenztraining bestimmen zu lassen. Ein Spaziergang hat viele positive Aspekte im allgemeinen gesundheitlichen Sinn und im psychischen und sozialen Zusammenhang. Der Spaziergang ist daher nicht verboten. Sie schwächen zwar den Schließmuskel, sodass Sie hinterher eventuell mehr Probleme haben als vor dem Gang, Sie schädigen ihn aber nicht dauerhaft.

Jedes Mal, wenn ich anspanne, bemerke ich im selben Moment einen Urinverlust. Gibt es hierfür einen Grund?

Es gibt auch im täglichen Leben eine Situation, in der wir die Beckenbodenmuskulatur anspannen, ohne dass der Schließmuskel der Harnröhre geschlossen wird. Dies ist der Fall, wenn die Blase eigentlich entleert ist, der letzte Rest des Urins aber noch ausgepresst werden soll. Um die Blase vollständig zu entleeren, spannen wir die Beckenboden- und die Bauchmuskulatur kurz und intensiv an und üben dadurch Druck auf die Blase aus. Da in diesem Moment der Urin herausläuft, muss der Schließmuskel offen sein. Dies kann offensichtlich auch während der Übungen passieren. Es ist für diese Patienten besonders wichtig, sich bei den Übungen immer wieder vorzustellen, den Urin einhalten zu müssen, oder den Harnstrahl unterbrechen zu wollen, damit der Schließmuskel auch wirklich anspannt. Der Patient muss außerdem darauf achten, dass die Bauchmuskulatur sowenig wie möglich mit anspannt, damit kein Druck auf die Blase ausgeübt wird.

Ich bemerke eine Verschlechterung statt einer Verbesserung der Symptome. Woran kann das liegen?

Es kommt häufiger vor, dass sich die Inkontinenz in den ersten Wochen nach einer Operation verschlechtert. Wir möchten hier einige mögliche Ursachen für diesen Sachverhalt aufführen:
▷ Sie haben zuviel Krafttraining durchgeführt, und der Harnröhrenschließmuskel ist dadurch in einen Zustand der Überforderung gekommen. Sie sollte drei Tage nicht trainieren und sich auch im Hinblick auf andere Aktivitäten viel ausruhen. Beginnen Sie dann wieder mit Vorsicht und in geringerem Umfang zu trainieren.

3.2 Kontinenztraining nach Ide

▷ Nach einer Operation wie der radikalen Prostatektomie ist der Wundbereich von Blase und Schließmuskel häufig geschwollen. Durch den fortschreitenden Heilungsprozess geht die Schwellung zurück, der Blasenausgang wird „weicher", und es tritt zunächst etwas mehr Urinverlust auf. Dieses Phänomen wird oft in den ersten Tagen nach der Katheterentfernung beobachtet.
▷ Es könnte sein, dass Sie jetzt mehr trinken, weil es der Arzt berechtigterweise empfohlen hat. Mehr Flüssigkeitszufuhr bedeutet häufig auch mehr ungewollten Urinverlust.
▷ Nach einer Operation ruht der Patient sich in der Regel aus und verbringt viel Zeit im Liegen oder Sitzen. Schreitet der allgemeine Heilungsprozess fort, wird er wieder mobiler und bewegt sich mehr. Mehr Bewegung hat in den ersten Monaten nach einer Operation oft auch mehr Urinverlust zur Folge.

Nachdem ich die Blase entleert habe, bemerke ich für einige Minuten ein Nachtröpfeln. Was kann ich dagegen tun?

Viele Patienten bemerken kurz nach einer Prostataentfernung dieses Nachtröpfeln. Es scheint, dass der Schließmuskel der Harnröhre Schwierigkeiten hat, nach der, bei der Entleerung der Blase nötigen Entspannung, seinen Grundtonus wiederzufinden. Versuchen Sie, nach der Beendigung der Blasenentleerung im Sitzen zuerst die Arme und Hände soweit wie möglich in Richtung Decke zu strecken. Danach kippen Sie das Becken wiederholt nach vorne. Beide Maßnahmen haben zum Ziel, die Blase völlig zu entleeren. Führen Sie danach einmal die Übung 1 durch. Drücken Sie abschließend noch kurz aber intensiv auf den Akupressurpunkt 5.

Wie lange muss ich auf das Fahrradfahren verzichten?

In einen weichen Fahrradsattel sinken die Sitzbeinknochen tief ein, sodass sich zwischen den Druckpunkten eine Erhebung bildet. Diese Erhebung kann Druck auf den Dammbereich ausüben. Wir empfehlen den Patienten, nach einer Operation wie der radikalen Prostatektomie drei Monate auf das Fahrradfahren zu verzichten, um den Heilungsprozess nicht zu stören. Sie können nach dieser Zeit zunächst mit einer kurzen Runde von etwa 10 Minuten beginnen. Beobachten Sie während der Fahrt, ob Schmerzen oder verstärkter Urinverlust auftreten. Treten Probleme auf, können Spezialsättel mit einer Aussparung im Dammbereich Erleichterung bringen. Registrieren Sie keine Schwierigkeiten, kann die Fahrzeit langsam gesteigert werden. Sie benötigen dann keinen neuen Sattel.

Wie muss ein Fahrradsattel gebaut sein, der den Dammbereich entlastet?

Der Fahrradsattel sollte nicht zu weich sein, damit die Sitzbeinknochen nicht zu tief einsinken. Es gibt mittlerweile viele Sättel auf dem Markt, die in der relevanten Zone ein Loch aufweisen. Hier muss darauf geachtet werden, dass das Loch auch wirklich den Dammbereich entlastet und nicht lediglich die Harnröhre. Es muss also groß genug sein und auch weit genug nach hinten reichen. Generell ist nur ein individuell gut passender Sattel richtig. Hier können keine speziellen Modelle favorisiert werden. Sie sollten versuchen, bei Ihrem Fahrradhändler in Frage kommende Sättel auszuleihen, und mindestens eine Stunde Probe fahren.

Ist es ratsam, auch dann eine Vorlage zu tragen, wenn ich keinen Urinverlust erwarte?

Wenn Sie damit rechnen, keinen Urin zu verlieren und die Situation es erlaubt, sollten Sie versuchen, auf die Vorlage zu verzichten. Da dies eine zusätzliche Stimulation des Unterbewusstseins bedeutet, kann die Kontinenz dadurch langfristig verbessert werden.

Ich bemerke, dass der Urin immer schlechter abfließt. Kann der Schließmuskel zu stark geworden sein?

Nein, es ist kommt aber in seltenen Fällen vor, dass im Operationsgebiet zu viel Narbengewebe gebildet wird und dadurch der Blasenausgang zuwächst. Dies äußert sich darin, dass der Urin nur noch schlecht abläuft und Sie bei der Entleerung der Blase pressen müssen. Im Extremfall kann sogar eine komplette Harnverhaltung auftreten. Es ist zu empfehlen, einen Urologen aufzusuchen, um die Symptome abklären zu lassen.

4 Trainingsprogramme zur Therapie von Erektionsstörungen

Die Erektion ist ein komplexer Vorgang (s. Kap. 2.3.1), bei dem Nerven, Blutgefäße und biochemische Prozesse koordiniert zusammenwirken, und kann in fünf Phasen unterteilt werden:
▷ Zunahme des Bluteinstromes in den Penis
▷ Erschlaffung der glatten Muskelzellen im Schwellkörper, verbunden mit weiterer Blutfülle sowie Verdickung des Penis
▷ Verringerung des Blutausstromes aus dem Penis durch Kompression der Venen
▷ Vollständige Unterbrechung des Blutausstromes mit maximaler Gliedsteife
▷ Gliedabschwellung.

Für welche Patienten ist das Training zur Therapie von Erektionsstörungen sinnvoll?

Durch das nachfolgend beschriebene Training können der Blutzustrom in den Penis und die Kompression der Venen unterstützt werden. Eine Verbesserung ist jedoch nur möglich, wenn keine schwerwiegenden Schäden der Blutgefäße, Nerven und des Schwellkörpers vorliegen. Wurden bei einer radikalen Prostatektomie die neben der Prostata verlaufenden Nerven mit entfernt, kann durch Übungen die Erektionsfähigkeit nicht wiedererlangt werden. Konnte hingegen nervschonend operiert werden, kann ein Training den Heilungsprozess unterstützen. Voraussetzung ist jedoch die volle Belastbarkeit des Patienten in Bezug auf die Wundheilung, das Herz-Kreislauf-System, das Immunsystem und die Gelenke der Beine.
Die dargestellten Trainingsprogramme basieren auf den Untersuchungen von F. Sommer (s. Literatur) und wurden von W. Ide für die Patienten der Klinik Wildetal modifiziert.

Die Wirksamkeit des Programms von F. Sommer konnte in wissenschaftlichen Studien belegt werden. Diese Studien wurden jedoch nicht mit Männern, bei denen eine Prostataentfernung vorgenommen wurde, durchgeführt.

4.1 Kräftigung der Beckenbodenmuskulatur

Die beiden Muskeln M. bulbocavernosus und M. ischiocavernosus sind Teile der Beckenbodenmuskulatur und ihre Hauptaufgabe in unserem Zusammenhang ist es, während der Erektion ein Abfließen des Blutes durch Venenkompression zu verhindern. Zur Kräftigung dieser Muskeln kann folgende Trainingseinheit einmal an jedem zweiten Wochentag durchgeführt werden:

Praktische Übungen

Stellen Sie sich während der Anspannung der genannten Muskeln vor, dass Sie den Penis in den Körper hineinziehen wollen.

1. Übung
- Anspannungsintensität: 100% (maximal mögliche Kraft)
- Anspannungsdauer: 5 Sekunden
- Pause zwischen den einzelnen Anspannungen: 30 Sekunden
- Anspannungsanzahl: 5

2. Übung
- Anspannungsintensität: 70% (der Maximalkraft)
- Anspannungsdauer: 15 Sekunden
- Pause zwischen den einzelnen Anspannungen: 20 Sekunden
- Anspannungsanzahl: 5

3. Übung
- Anspannungsintensität: 40% (der Maximalkraft)
- Anspannungsdauer: 30 Sekunden
- Pause zwischen den einzelnen Anspannungen: 20 Sekunden
- Anspannungsanzahl: 5

4.2 Verbesserung der Durchblutung

Die Durchblutung des Penis kann durch ein Krafttraining und ein Intervalltraining der Beinmuskulatur verbessert werden. Die Verbesserung basiert auf dem Phänomen der Reperfusion, welches kurz erläutert werden soll:
Wird durch eine starke Muskelaktivität viel Blut in der arbeitenden Muskulatur (z.B. der Beinmuskulatur) benötigt, werden andere Organe (z.B. der Penis), die über die selben großen Arterien versorgt werden, vermindert durchblutet. Es findet also eine Umverteilung statt. Wird die intensive Muskelarbeit (Beinmuskulatur) beendet, erfolgt zum Ausgleich eine Mehrdurchblutung der Organe (Penis), die zuvor nur vermindert mit Blut versorgt worden sind. Dieses Phänomen kann genutzt werden, um die Durchblutung des Penis zu verbessern und wird als *Reperfusion* bezeichnet.
Damit die verstärkte Durchblutung im Penis auch erfolgt, ist es wichtig, die angegebenen Pausenzeiten einzuhalten!

Praktische Übungen

Trainieren Sie mindestens 2–3 × pro Woche, aber höchstens an jedem zweiten Tag. In der Belastungsphase soll eine intensive Muskelermüdung erfolgen.

a) Belastung der Beinmuskulatur durch Krafttraining
Ablauf:
15 Minuten Aufwärmen (Stepper, Laufen, Ergometer)
Mögliche Übungsgeräte im Fitnessstudio: Beinpresse, Kniestrecker, Kniebeuger
Mögliche Übungen zu Hause: Kniebeuge, eventuell mit Hanteln

- Intensität: 75–85% der Maximalkraft
- Wiederholungszahl: bis zur Erschöpfung (ca. 8–12)
- Pause: 3 Minuten und 30 Sekunden !!!
- Anzahl: 5 Sätze

Die Belastung über 10 Minuten mit ähnlichen Aktivitäten wie beim Aufwärmen langsam ausklingen lassen.

Kapitel 4 Trainingsprogramme bei Erektionsstörungen

> **Warnung**
> Das dargestellte Training bedeutet eine hohe Belastung für die Gelenke und das Herz-Kreislauf-System. Für ältere Menschen werden derart hohe Belastungen im Rahmen eines gesundheitsorientierten Trainings nicht empfohlen. Die folgende Variation ist für die Gelenke weniger belastend, aber es können auch hier sehr hohe Blutdruckwerte auftreten.

- Intensität: 50%
- Wiederholungszahl: bis zur Erschöpfung (ca. 20)
- Pause: 3 Minuten und 30 Sekunden !!!
- Anzahl: 5 Sätze

b) Belastung der Beinmuskulatur durch ein Intervalltraining

Das Training kann mittels folgender Aktivitäten und Geräte durchgeführt werden: Halbsitzergometer, Stepper, Laufen, Treppensteigen, Laufen auf der Stelle.

Ablauf:
- 15 Minuten Aufwärmen mit 50–60% der maximalen Herzfrequenz
- Intervalltraining.
  - Belastungsintervall (Belastungssteigerung, die zur lokalen Übersäuerung führt, entspricht etwa 85–90% der maximal möglichen Leistung, z.B. in Watt), Dauer: Minimal 30 Sekunden, maximal 2 Minuten
  - Erholungsintervall (geringe Belastung mit 50–60% der maximalen Herzfrequenz), Dauer: Minimal 3 Minuten und 30 Sekunden, maximal 5 Minuten.

  Dieser Wechsel von Belastung und Erholungsphase sollte fünfmal durchführt werden.
- Die Belastung über 10 Minuten langsam ausklingen lassen.

> **Warnung**
> Das dargestellte Training bedeutet eine hohe Belastung für das Herz-Kreislauf-System und das Immunsystem. Im allgemeinen Gesundheitstraining wird ein derart intensives Intervalltraining für ältere Menschen nicht empfohlen. Im Leistungssport wird es auf der Basis einer guten Grundlagenausdauer lediglich ein- bis zweimal pro Woche durchgeführt.

4.2 Verbesserung der Durchblutung

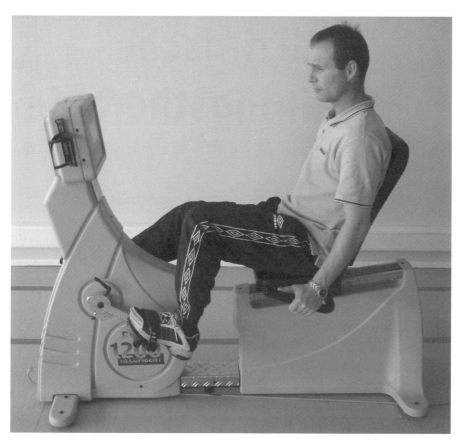

Abb. 4.1 Halbsitzergometer.

Ergänzend möchten wir erwähnen, dass die dargestellten Trainingsprogramme auf einem normalen Ergometer oder Fahrrad nur sinnvoll durchgeführt werden können, wenn der Patient in den Phasen der geringen Belastung nicht auf dem Fahrradsattel sitzt. Der Druck des Sattels im Dammbereich wird in den meisten Fällen die angestrebte Mehrdurchblutung des Penis verhindern *(Abb. 4.1)*.

Das folgende Kapitel wird das Verständnis für die oben angegebenen Belastungsintensitäten vertiefen und sollte daher vor Trainingsbeginn gelesen werden.

5 Medizinische Trainingstherapie

Nach einer Operation, einer längeren Krankheit oder bestimmten Therapiemaßnahmen (z.B. Chemotherapie) befinden sich die meisten Betroffenen in einem Stadium verminderter körperlicher Leistungsfähigkeit. Oft fällt es gerade älteren Menschen schwer, das gewohnte Leistungsniveau wieder zu erreichen. Die empfundene Schwäche resultiert in einem Schonverhalten, das körperliche Belastungen zu vermeiden versucht. Diese Schonung führt zu einem weiteren Leistungsverlust und erneuter Bewegungseinschränkung. Zwei weitere mögliche Folgen sind die Verschlechterung der psychischen Befindlichkeit und ein Rückzug aus dem sozialem Leben. Seit einigen Jahren wird für die Folgen dieses negativen Kreislaufs der Begriff „Fatigue-Syndrom" verwandt.

Fatigue-Syndrom

Welche Therapieziele können durch die medizinische Trainingstherapie nach einer Operation erreicht werden?

Ziel eines effektiven medizinischen Trainingsprogramms ist die möglichst schnelle Wiederherstellung der Funktions- und Leistungsfähigkeit eines Patienten. Das Risiko einer Überlastung sollte jedoch berücksichtigt und vermieden werden.

▷ Die medizinische Trainingstherapie bietet nach urologischen Erkrankungen die Möglichkeit, einen weiteren Muskelschwund zu vermeiden und einen bereits eingetretenen Kraftverlust rückgängig zu machen.
▷ Immobilisationsbedingte Leistungsminderungen des Herz-Kreislauf-Systems können aufgehoben und die Funktionsfähigkeit des Immunsystems gesteigert werden.
▷ Koordinationsstörungen können gebessert und so insgesamt eine drohende Pflegebedürftigkeit besonders älterer Menschen verhindert werden.
▷ Das psychische Befinden kann allgemein verbessert werden.
▷ Die Teilhabe am sozialen Leben wird erhalten oder neu ermöglicht.

5 Medizinische Trainingstherapie

Es wird jedoch nicht nur eine Aufhebung der durch Erkrankungen und Operationen entstandenen Leistungsdefizite angestrebt. Vielmehr soll durch das Training ein Langzeiteffekt angeregt werden: Der Patient soll zu einem – soweit möglich – lebenslangen gesundheitsorientierten Trainieren motiviert werden.

Kann ich mich durch das Training auch überfordern?

Alle Menschen wünschen sich, so schnell wie möglich wieder aktiv und leistungsfähig zu werden. Unterschwellig besteht die Angst, pflegeabhängig zu werden. Diese prinzipiell sehr zu begrüßende Einstellung bedingt aber in vielen Fällen eine Neigung beim Patienten, sich durch das Training zu überfordern.

Es ist daher eine wichtige Aufgabe der Therapeuten, die Übungsanforderungen korrekt zu steuern und die Patienten auf die Gefahr der Überforderung hinzuweisen. Besonders bei älteren oder nur sehr gering belastbaren Patienten sollte in diesem Zusammenhang das subjektive Empfinden für die Belastungshöhe in den Vordergrund gestellt werden. Zwei Gründe sprechen für diese Handlungsrichtlinie:

Vorsicht: Überforderung!

▷ Viele Leistungstests können aufgrund der eingeschränkten Belastungsfähigkeit nicht durchgeführt werden.
▷ Die Leistungsfähigkeit ist prinzipiell instabil.

Die Ergebnisse von diversen Belastungstest werden oft überbewertet. Das subjektive Belastungsempfinden hat im Rahmen der Rehabilitation von vermindert leistungsfähigen Patienten mindestens den gleichen Stellenwert wie alle gemessenen Leistungsparameter! Für erfahrene Sportler, die sich in einer Rehabilitationsmaßnahme befinden, gelten selbstverständlich andere Grundsätze.

Welche Trainingsbereiche sind für Patienten mit Prostataentfernung wichtig?

Im Rahmen der urologischen Rehabilitation sind besonders das Krafttraining, das Ausdauertraining und vor allem für ältere Patienten auch ein Gleichgewichts- und Mobilisationstraining von großer Bedeutung.

Wie sollte die Übungszeit auf die drei Trainingsbereiche verteilt werden?

Die sinnvolle Aufteilung der Gesamttrainingszeit auf die genannten Bereiche zeigt die *Abbildung 5.1*. Die meiste Zeit (75%) wird für das Ausdauertraining verwandt. Von den verbliebenen 25% nimmt das Krafttraining den größeren Anteil ein. Um das Gleichgewicht zu verbessern, genügen in der Regel ca. 5 Minuten Training pro Tag.

Kapitel 5 Medizinische Trainingstherapie

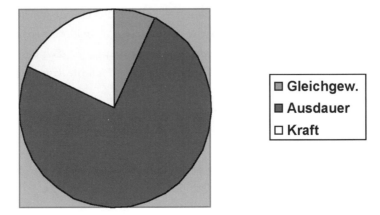

Abb. 5.1 Aufteilung der Zeitfenster für die jeweiligen Trainingsinhalte.

Im Folgenden wird auf die Gestaltung der Trainingsbereiche Krafttraining, Ausdauertraining und Gleichgewichtstraining im Rahmen der urologischen Rehabilitation näher eingegangen.

5.1 Krafttraining

Wie bereits beschrieben, ist ein gesundheitsorientiertes Krafttraining wichtig, um den nach Erkrankungen oder Operationen häufigen Muskelabbau rückgängig zu machen und dadurch dem Patienten eine aktive Gestaltung seines Lebens wieder zu ermöglichen. Durch ein hochintensives Krafttraining, wie es im Leistungssport praktiziert wird, kann es jedoch zu enormen Blutdruckanstiegen (bis 300–350 mmHg), hohen Übersäuerungen der Muskulatur und zu starken Belastungen der Gelenke kommen. Werden die Übungen jedoch mit verringerter Intensität, aber erhöhter Wiederholungszahl durchgeführt, hat ein Krafttraining nach neueren wissenschaftlichen Studien sogar in der Rehabilitation von herzkranken Patienten gute Wirkung und wird von der American Heart Association empfohlen.

Trainings-varianten

Wie kann ich das Krafttraining durchführen?

Ein Krafttraining kann an speziellen Trainingsgeräten, mit Therabändern, Hanteln, dem eigenen Körpergewicht als Widerstand oder in Form von isometrischen Übungen (Anspannungen ohne Bewegung) durchgeführt werden.

5.1 Krafttraining

Die Rehabilitationsklinik oder das Fitnessstudio bieten die Möglichkeit, ein Krafttraining an Geräten zu absolvieren. Die Geräte haben den Vorteil, dass die Bewegung vorgegeben ist und damit weniger Fehlermöglichkeiten bestehen als beim dem Training mit freien Gewichten (Hanteln, Theraband). Der Nachteil ist, dass die Übungen nicht immer den Anforderungen des täglichen Lebens entsprechen. So treten Kraftbelastungen im täglichen Leben in der Regel nicht während des Sitzens auf, sondern vorwiegend in der aufrechten Position.

Ein Training mit Therabändern, Hanteln oder dem eigenen Körpergewicht als Widerstand hat den Vorteil, dass es auch zu Hause ausgeführt werden kann und die Übungen eher den Anforderungen des täglichen Lebens entsprechen. Es besteht jedoch ohne fachgerechte Anleitungen ein größeres Risiko, dass unerwünschte Ausweichbewegungen durchgeführt werden.

Das Krafttraining mit gymnastischen Übungen, die das eigene Körpergewicht als Widerstand nutzen, ist in vielen Fällen nur eingeschränkt an die Leistungsfähigkeit des Patienten anzupassen.

Ein Training mit isometrischen Übungen (Anspannungen der Muskulatur, ohne dass eine Bewegung stattfindet) führt bei hoher Intensität und gleichzeitiger Anspannung vieler Muskeln zu einer deutlichen Mehrbelastung des Herz-Kreislauf-Systems. Physiologische Bewegungsabläufe werden durch diese Trainingsmethode nicht geschult. Es sollte daher unserer Meinung nach in der Regel nicht als langfristiges gesundheitsorientiertes Krafttraining eingesetzt werden.

Die Intensität der Übungen wird über das subjektive Belastungsgefühl und die Wiederholungszahl gesteuert. Die *Abbildung 5.2* soll Ihnen die Einschätzung der Belastungsintensität erleichtern.

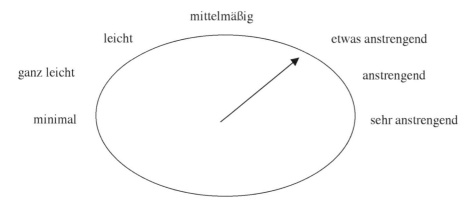

Abb. 5.2 Ein „Trainingsintensitätstachometer" zur Einschätzung der Belastungshöhe.

Kapitel 5 Medizinische Trainingstherapie

Praktische Übungen

Die *Abbildungen 5.3 bis 5.6* zeigen zwei einfache Übungen, die mit Hilfe eines Therabandes durchgeführt werden. Sie sehen jeweils die Ausgangsposition und die Endstellung. Das Theraband können Sie z. B. an einer Türklinke einhängen. Die beiden Übungen können bereits kurz nach einer Prostataentfernung einsetzen werden. Am Anfang ist es leichter, die Übungen im Sitzen durchzuführen, langfristig sollten sie im Stand durchgeführt werden, weil dies eher den Anforderungen des täglichen Lebens entspricht.

Ein intensives Training der Beinmuskulatur und der Bauchmuskulatur empfehlen wir erst, wenn eine Operation im Unterleib drei Monate zurückliegt.

Weitere sehr gute Übungen, die sowohl zum allgemeinen Aufbau als auch besonders bei Beschwerden in der Wirbelsäule eingesetzt werden können, finden Sie in dem Buch „Hilf Deinem Rücken" von Wolfgang Ide, das im Pflaum Verlag erschienen ist.

Es gelten generell folgende Trainingsregeln:
▷ Keine der Übungen darf zu Schmerzen führen.
▷ Atmen Sie bei allen Übungen gleichmäßig weiter.
▷ Strecken Sie die Gelenke nicht ganz durch.

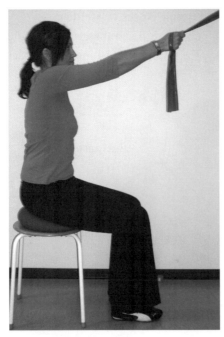
Abb. 5.3 Ausgangsposition.

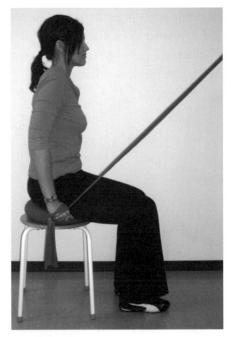
Abb. 5.4 Endstellung.

5.1 Krafttraining

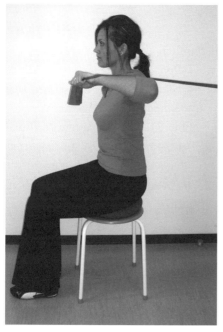

Abb. 5.5 Ausgangsposition.

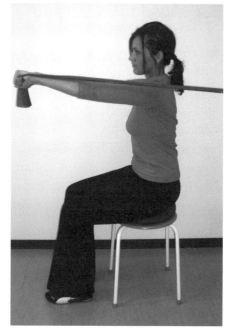

Abb. 5.6 Endstellung.

▷ Üben Sie in einem ruhigen und gleichmäßigen Tempo.
▷ Halten Sie die Wirbelsäule aufrecht.
▷ Vermeiden Sie Ausweichbewegungen.

Ausführung
▷ Wiederholungszahl: ca. 20 pro Übung
▷ Belastungsgefühl: etwas anstrengend
▷ Serienzahl: führen Sie jede Übung ein- bis dreimal durch
▷ Pausenzeit: 30 bis 60 Sekunden
▷ Trainingshäufigkeit: zwei- bis dreimal pro Woche.

Wärmen Sie sich zunächst etwas auf, in dem Sie z.B. einige Minuten schnell gehen und lockernde Bewegungen mit den Armen durchführen.
Therabänder gibt es in unterschiedlichen Stärken, woraus ein hoher oder niedriger Widerstand während der Übungen resultiert. Beginnen Sie das Training mit einem leichteren Band. Bei den meisten Firmen entspricht dies einer hellen Farbe (z.B. gelb). Steigern Sie die Trainingsintensität langsam, indem Sie nach und nach immer festere Bänder benutzen. Diese haben in der Regel dunklere Farben.

5.2 Ausdauertraining

Das Ausdauertraining ist der wichtigste Bestandteil eines gesundheitlich orientierten Trainingsprogramms. Direkt nach einer Operation oder längeren Erkrankung dient es dazu, den alten Fitnesszustand wieder zu erreichen. Die mögliche Stimulation des Immunsystems ist im Zusammenhang mit Krebserkrankungen interessant. Die Fettverbrennung und der erhöhte Kilokalorienverbrauch durch den Sport sind sehr effektiv für die Erhaltung der Gesundheit. Das Ausdauertraining hat zahlreiche positive Auswirkungen auf den Menschen, die hier nicht alle dargestellt werden können. Um Ihnen dennoch einen Eindruck zu ermöglichen, möchten wir die wichtigsten Aspekte kurz aufführen:

- Verbesserung des Sauerstoffaufnahmevermögens
- Verbesserung der Sauerstofftransportkapazität
- Senkung der Herzfrequenz
- Vergrößerung des Schlagvolumens des Herzens
- Kräftigung der Herzmuskulatur
- Verbesserung der Blutversorgung der Herzmuskulatur
- Verbesserung verschiedener Blutparameter
- Training der Muskulatur
- Veränderung der Cholesterinzusammensetzung
- Veränderungen im Hormonhaushalt
- Aufhellung der allgemeinen psychischen Stimmung
- Psychische Entspannung und Stressabbau
- Stimulierung des Immunsystems
- Verbesserte Durchblutung des Gehirns.

Die präventive Wirkung auf verschiedene Erkrankungen und Beschwerden konnte in vielen wissenschaftlichen Studien nachgewiesen werden. Positive Erkenntnisse liegen für folgende Krankheitsbilder vor:

- Brustkrebs
- Dickdarmkrebs
- Erhöhter Blutdruck
- Fettstoffwechselstörung
- Herzarterienverkalkung
- Nicht insulinabhängiger Diabetes
- Prostatahyperplasie
- Prostatakrebs

5.2 Ausdauertraining

▷ Schlaganfall
▷ Übergewicht.

Unbestritten ist mittlerweile der positive Einfluss von Ausdauertraining auf das Gesamtrisiko, an Krebs zu erkranken.

Weitere Faktoren beeinflussen den Gesundheitszustand:
▷ Die sportlichen Betätigungen führen zu einer Aufhellung des psychischen Befindens.
▷ Die Schlafqualität wird verbessert.
▷ Körperliches Training führt in vielen Fällen quasi als „Nebeneffekt" zu einer positiven Änderung der Ess- und Trinkgewohnheiten sowie zu einer Reduzierung des Nikotingenusses.

Welche Sportarten ermöglichen ein Ausdauertraining?

Ein Ausdauertraining erfolgt durch Sportarten wie Walking, Schwimmen, Radfahren, Ergometertraining, Dauerlauf, Skilanglauf, Inline-Skating, Crosstrainer u.ä. Wählen Sie eine Sportart, die Ihnen liegt und die Sie gut in Ihren Tagesablauf integrieren können. Entscheiden Sie nach Ihren persönlichen Vorlieben, ob Sie sich gerne einer Gruppe anschließen oder lieber alleine trainieren. Patienten, die an Beschwerden in den Gelenken oder der Wirbelsäule leiden, sollten die folgenden Zeilen aufmerksam lesen.

Wie hoch sind die Belastungen der Gelenke und der Wirbelsäule bei den einzelnen Sportarten?

Die Belastung der Gelenke wird häufig durch die *Bodenreaktionskraft* angegeben. Das ist die Kraft, mit der Ihr Schuh bei einer Bewegungsform (z.B. Gehen) auf den Boden drückt. Sie entspricht nicht der wirklichen Gelenkbelastung, gibt aber dennoch gute Hinweise, um die einzelnen Sportarten zu vergleichen. Beim Bremsen aus dem schnellen Lauf, wie dies bei den Sportspielen (Fußball, Basketball, Handball) vorkommt, treten Bodenreaktionskräfte von etwa dem Vier- bis Fünffachen, beim Dauerlauf von etwa dem Zwei- bis Dreifachen des Körpergewichtes auf. Weniger belastend ist das Walking. Unter Entlastung im Vergleich zum Stand kann auf dem Ergometer oder im Wasser trainiert werden. Durch das Training dürfen unter keinen Umständen Schmerzen ausgelöst oder verstärkt werden. Wählen Sie die Sportart, die Ihren Möglichkeiten entspricht. Bei Gelenkbeschwerden, Übergewicht oder Achsabweichungen der Beine (X- oder O-Beine) sind die weniger belastenden Bewegungsformen vorzuziehen.

Gelenkbelastung

Kapitel 5 Medizinische Trainingstherapie

Bei bestehenden Gelenkbeschwerden ist es in der Regel günstiger, öfters für eine kurze Zeit zu trainieren, als seltener für eine lange Zeit.

Wirbelsäulenbelastung Patienten, die Erkrankungen der Wirbelsäule aufweisen, sollten Sportarten mit starken Verdrehungen und häufigen ruckartigen Beugungen eher meiden. Günstig sind Walking, Dauerlauf, Skilanglauf, Aquajogging und ähnliche Sportarten, bei denen die Wirbelsäule vorwiegend gerade, aber nicht steif gehalten wird.

Wie intensiv soll das Training sein?

Trainingsintensität Im Gesundheitssport müssen die Belastungsgrößen Trainingsintensität, Trainingsdauer und Trainingshäufigkeit korrekt gestaltet werden, um einen optimalen Effekt zu erzielen.

> **Beachte**
> Die richtige Trainingsintensität kann vom Patienten über die Atmung, das subjektive Belastungsgefühl und die Pulsfrequenz bestimmt werden.

Die Atmung

Sie sollten während des Trainings zusammenhängende Sätze noch ohne Atemnot sprechen können. Ist dies nicht mehr möglich, ist die Intensität für ein gesundheitsorientiertes Training bereits zu hoch. Wer oft alleine trainiert, sollte einfach gelegentlich ein Selbstgespräch führen, um die Belastungsintensität zu kontrollieren. Studien haben gezeigt, dass viele Fitnesssportler glauben, sie könnten während des Trainings zusammenhängende Sätze gut sprechen, was aber nicht der Realität entspricht. Eine Überprüfung durch wirkliches Sprechen ist also empfehlenswert.

Das subjektive Anstrengungsgefühl

Das optimale subjektive Anstrengungsgefühl kann mit „etwas anstrengend, aber auch über einen längeren Zeitraum gut auszuhalten" beschrieben werden. Die Einschätzung erfolgt anhand der Borg-Skala, die wissenschaftlich überprüft ist und gute Ergebnisse bei der Steuerung der Belastungsintensität zeigt *(Tab. 5.1)*.

Während eines gesundheitsorientierten Ausdauertrainings sollte das subjektive Belastungsempfinden im Bereich der Stufen 12 bis 14 gemäß der Borg-Skala liegen.

Tab. 5.1 Die Borg-Skala zur Einschätzung der subjektiven Belastungsintensität.

Belastungsstufe	Subjektives Anstrengungsempfinden
6	
7	sehr sehr leicht
8	
9	sehr leicht
10	
11	recht leicht
12	
13	etwas anstrengend
14	
15	anstrengend
16	
17	sehr anstrengend
18	
19	sehr sehr anstrengend
20	

Bei jungen Menschen entspricht die Zahl der Belastungsstufe etwa der Pulsfrequenz geteilt durch zehn. Bei älteren Menschen liegt die Pulsfrequenz etwas tiefer (s. u.).

Die Pulsfrequenz

Die Pulsfrequenz sollte erstmals nach etwa 10 Minuten (nachdem Sie warm geworden sind) Training gemessen werden. Zählen Sie den Puls am Handgelenk über 15 Sekunden und multiplizieren Sie diesen Wert mit 4, so erhalten Sie Ihre Pulsfrequenz pro Minute. Eine Möglichkeit, die richtige Trainingspulsfrequenz zu bestimmen ist, die Prozentzahl der maximalen Herzfrequenz anzugeben. Die maximale Herzfrequenz ist die maximale Schlaggeschwindigkeit, die Ihr Herz pro Minute erreichen kann. Sie nimmt mit zunehmendem Alter in der Regel ab. Für geschwächte Patienten (z.B. nach einer Operation) kann bereits mit einer Pulsfrequenz von 60% der maximalen Herzfrequenz eine Verbesserung erreicht werden. Nach ca. sechs Wochen Training sollte die Pulsfrequenz bei Sportarten wie Walking, Dauerlauf, Inline Skating, Crosstrainer u. ä. auf 70–80% der maximalen Herzfrequenz und bei Sportarten wie dem Radfahren, Ergometertraining, Schwimmen, Aquajogging auf 65–75% der maximalen Herzfrequenz gesteigert werden. Bei einer längeren Belastung orientieren Sie sich an dem unteren Wert, bei einer kürzeren an dem oberen.

Maximale Herzfrequenz Die *maximale Herzfrequenz* kann exakt durch einen Belastungstest bei einem Sportmediziner oder *ungefähr* durch die folgenden Formeln bestimmt werden:
- Für Sportarten wie Walking, Dauerlauf, Skilanglauf, Inline-Skating gilt:
  220 − 0,9 × Lebensalter = ca. maximale Herzfrequenz für Männer
  225 − 0,9 × Lebensalter = ca. maximale Herzfrequenz für Frauen
- Für Sportarten wie Radfahren, Ergometer, Schwimmen, Aquajogging sollten von der genannten Formel 10 Schläge abgezogen werden.

Ein Beispiel: Der Patient ist sechzig Jahre alt und möchte nach einer Operation auf dem Ergometer trainieren. Es gilt die Formel 220 − (0,9 × 60) = 166 − 10 = 156 als ungefähre maximale Herzfrequenz für diese Belastungsform. Er beginnt **Trainings-** mit einer Trainingsherzfrequenz von 60% dieses Wertes (= ca. 95) und erhöht die **herzfrequenz** Belastung nach sechs Wochen auf 65–75% (= ca. 100–120).

Auch wenn die Berechnung der Trainingspulsfrequenz konkrete Zahlen ergibt, sind sie nicht aussagekräftiger als die Beachtung der Atmung und des subjektiven Anstrengungsgefühls. Die Formeln basieren auf statistischen Mittelwerten und können im Einzelfall weniger genau sein als die beiden anderen dargestellten Möglichkeiten der Intensitätssteuerung.

> **Tipp**
>
> Versuchen Sie in der Praxis anhand einer gemeinsamen Betrachtung der drei genannten Größen (Atmung, subjektives Anstrengungsgefühl und Pulsfrequenz) die richtige Trainingsintensität zu erfühlen.

5.2 Ausdauertraining

Wie lange sollte trainiert werden?

Eine erste Trainingswirksamkeit für das Herz-Kreislauf-System ist bei einer Trainingszeit von 10 Minuten zu verzeichnen. Für eine umfassende Verbesserung der Gesundheit ist eine Trainingsdauer von 30–60 Minuten nötig.

Trainingsdauer

Wichtig ist vor allem die langsame Steigerung der Belastung. Beginnen Sie nach einer Operation z.B. mit einem Spaziergang von 15 Minuten. Steigern Sie die Zeit jedes Mal vorsichtig um einige Minuten. Wenn Sie eine Stunde ohne Beschwerden gehen können, steigern Sie das Tempo nach 30 Minuten Gehzeit für zehn Minuten und gehen danach wieder im normalen Tempo. Erhöhen Sie die Zeit des schnellen Gehens von Mal zu Mal um einige Minuten. Nach ca. 3–5 Monaten sind Sie dann in der Lage, eine Stunde Walking durchzuführen.

Die beschriebene langsame Steigerung können Sie sinngemäß auf andere Sportarten übertragen. Im gesundheitlichen Bereich sollte eine Trainingsdauer von 30 bis 60 Minuten angestrebt werden. Eine Ausnahme ist das Radfahren. Hier kann die Trainingszeit je nach Streckenprofil in etwa verdoppelt werden.

> **Tipp**
> Die Belastung sollte zu Trainingsbeginn langsam gesteigert und am Ende langsam reduziert werden.

Wie oft sollte trainiert werden?

Sehr geschwächte Patienten erreichen bereits mit einem einmal pro Woche durchgeführten Training eine erste Verbesserung. Nach ca. sechs Wochen ist für eine Leistungssteigerung ein mindestens zweimal pro Woche durchgeführtes Training Bedingung. Da der ältere Organismus längere Zeit zur Regeneration benötigt, sind ab einem Alter von 40 Jahren auch im gesundheitsorientierten Training Pausentage besonders zu empfehlen.

Trainingshäufigkeit

Einen sehr guten gesundheitlichen Effekt erzielt man bereits, wenn man dreimal in der Woche 30 Minuten trainiert. Noch besser wissenschaftlich abgesichert ist der positive Effekt eines Trainings mit einem zusätzlichen Energieverbrauch von 1000 kcal pro Woche. Diesen Wert erreicht man z.B. mit einer Gesamttrainingszeit von dreimal pro Woche einer Stunde Walking *(Abb. 5.7)* oder 45 Minuten Schwimmen. Der optimale Trainingsumfang im gesundheitsorientierten Training liegt wahrscheinlich bei einem zusätzlichen Energieverbrauch von 1500 bis 3000 kcal. Diesen Wert erreicht man z.B. mit einer Gesamttrainingszeit von drei- bis viermal pro Woche einer Stunde Dauerlauf ergänzt durch Krafttraining.

Kapitel 5 Medizinische Trainingstherapie

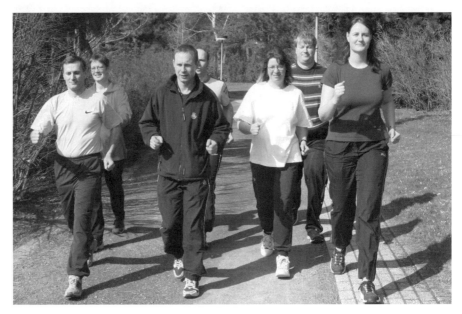

Abb. 5.7 Walking im Kurpark.

5.2.1 Ausdauertraining zur Stimulierung des Immunsystems

Die Funktionsfähigkeit des Immunsystems ist eine Grundbedingung des Überlebens. Wir möchten daher kurz darstellen, auf welche Weise das Immunsystem durch ein Ausdauertraining positiv stimuliert werden kann. Die Zusammenhänge sind sehr komplex und für den medizinischen Laien nur schwer zu verstehen. Wir fassen daher nur die wichtigsten Merkmale zusammen. Den an diesem Thema besonders interessierten Leser verweisen wir auf die aufgeführte Literatur.

Welche Bereiche des Immunsystems können durch ein Ausdauertraining positiv beeinflusst werden?

Zum Schutz vor von außen eingedrungenen (Bakterien, Viren) oder im Körper entstandenen „Feinden" (Krebszellen, freien Radikalen) verfügen wir über mehrere Abwehrmöglichkeiten. Davon sind die Zell- und Eiweißabwehrstoffe im Blut die beiden durch Ausdauertraining vorwiegend beeinflussbaren Faktoren *(Abb. 5.8)*. T- und B-Zellen werden nach Kontakt mit einem Antigen (z.B. körperfremdes Eiweiß) geschult, diese Struktur zu erkennen und zu bekämpfen. Die Fresszellen (Makrophagen) und die Natürlichen Killerzellen (NK) attackieren die von vornherein als feindlich erkannten Strukturen (Bakterien, Viren, Krebszellen).

5.2 Ausdauertraining

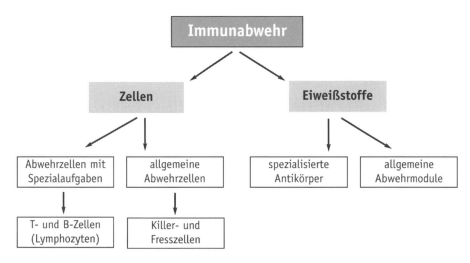

Abb. 5.8 Die Zell- und Eiweißabwehrstoffe im Blut.

Ausdauertraining führt zu einem Gewebestress, der im Körper eine Immunantwort auslöst. Die entstandenen Schäden in den Körpergeweben müssen vom Immunsystem beseitigt werden. Regelmäßiges Ausdauertraining bewirkt daher auch ein Training des Immunsystems. Wir erreichen eine qualitative Verbesserung der Immunreaktion auf Gewebestress durch eine Verbesserung der Immunzellen. Diese zeichnen sich dann durch eine hohe Dichte von Bindungsstellen an der Zelloberfläche aus, womit Viren und Krankheitserreger, aber auch Tumorzellen effektiver vernichtet werden können. NK-Zellen, Makrophagen und B-Lymphozyten reagieren zusätzlich auf ein Ausdauertraining mit einer gesteigerten Aktivität.

Wie muss ein Ausdauertraining gestaltet sein, damit es zu einer Funktionsverbesserung des Immunsystems beiträgt?

Ein Ausdauertraining zur Stimulierung des Immunsystems soll genau so gestaltet werden, wie wir es im Kapitel 5.2 beschrieben haben.

Besonders im Zusammenhang mit dem Immunsystem ist vor einer zu intensiven oder zu langen Belastung zu warnen. Bei übertriebenem Sport wird die Immunzellenaktivität durch vermehrte Ausschüttung eines körpereigenen Hormons (Kortisol) gehemmt. Die in diesem Fall nach dem Training für einige Stunden andauernde Beeinträchtigung des Immunsystems bezeichnet man als die „open window"-Phase. Krankheitserregern ist in dieser Zeit „Tür und Tor" geöffnet.

Vorsicht vor Überlastungen!

Folgende Trainings- und Wettkampfformen kann das Immunsystem *nicht gut* tolerieren:
- wiederholte oder langanhaltende Belastungen mit hohen Milchsäurewerten (z.B. Tempoläufe)
- erschöpfende mehrstündige Ausdauerbelastungen (Marathon, Triathlon)
- hochintensive Ausdauerbelastungen
- langanhaltende psychische Belastung bei gleichzeitig hoher Trainings- und Wettkampfbelastung.

Positiv für das Immunsystem sind Ausdauertrainingseinheiten, die den folgenden Merkmalen entsprechen:
- Die Belastungsintensität sollte im Bereich des Grundlagenausdauertrainings liegen, wie dies auf den Seiten 80 ff. beschrieben ist.
- Die Trainingszeit sollte 30 bis 60 Minuten betragen (beim Radfahren 60 bis 120 Minuten).
- Es sollten Pausentage eingelegt werden.
- Der zusätzliche Energieverbrauch durch das Training sollte im optimalen Fall ungefähr 2000 kcal pro Woche betragen.
- Das Training sollte möglichst zu einer allgemeinen Aufhellung der psychischen Stimmung und zu einer Entspannung führen, da hierdurch das Immunsystem zusätzlich unterstützt wird.

5.2.2 Fettverbrennung beim Ausdauersport

Für viele mag sich zunächst die Frage stellen, warum ein Kapitel über Fettverbrennung beim Ausdauersport in ein Buch für Patienten nach einer radikalen Prostataentfernung aufgenommen wird. Wir möchten zwei Gründe anführen:
1. Die Reduzierung des Körpergewichts ist auch in der Urologie ein wichtiger Effekt eines gesundheitsorientierten Trainings. Übergewicht gilt als ein möglicher Risikofaktor für die folgenden urologischen Krankheiten:
    - Harninkontinenz
    - Harnsteine
    - Nierenkrebs
    - Prostatakrebs.
2. In einigen Lifestyle-Zeitschriften werden Trainingsempfehlungen gegeben, durch die angeblich besonders viel Fett verbrannt wird. Das Training soll in der sogenannten Fettverbrennungszone durchgeführt werden. Dieser Bereich entspricht einer niedrigeren Belastungsintensität als derjenigen, die wir oben

5.2 Ausdauertraining

beschrieben haben. Da die Reduzierung des Körpergewichtes auch von allgemeinem und ästhetischem Interesse ist, könnte dies dazu führen, dass die Empfehlungen der genannten Magazine denjenigen des Gesundheitssports vorgezogen werden.

Das Thema Fettverbrennung beim Sport ist sehr komplex. Wir begrenzen unsere Darstellung auf zwei Fragen, die von Patienten in diesem Zusammenhang häufig gestellt werden:

Stimmt es, dass man bei geringerer Belastungsintensität mehr Fette verbrennt als bei hoher Belastungsintensität"?

Stimmt es, dass die Fettverbrennung erst nach 30 Minuten Training beginnt?

Wir orientieren uns bei den dargestellten Sachverhalten an der Sportart Laufen. Alle angeführten Zahlen und Zahlenbeispiele sind nur als ungefähre Richtwerte zu verstehen, die nötig sind, um die darzustellenden Zusammenhänge verständlich zu machen. Die realen Werte sind subjektiv sehr unterschiedlich.

Prinzipiell kann man das Thema Fettverbrennung beim Sport aus zwei Blickwinkeln betrachten. Der erste betrifft die Reduzierung des Körpergewichtes, der zweite zielt darauf ab, den Körper in die Lage zu versetzen, bei lange andauernden Ausdauerbelastungen, wie z.B. einem Marathonlauf, einen möglichst großen Anteil der benötigten Energie über die Verbrennung von gespeicherten Körperfetten bereitzustellen. Es ist wichtig, diese beiden Ansätze nicht zu vermischen, da hierdurch oft Missverständnisse entstehen. Im folgenden Text möchten wir das Thema Fettverbrennung unter dem Blickwinkel des *Körpergewichtes* betrachten.

Wie setzt sich der Gesamtenergieverbrauch zusammen?

Der Mensch hat einen gewissen Grundverbrauch an Energie, der im Wesentlichen benötigt wird, um die Körpertemperatur aufrecht zu erhalten. Auch die Arbeit der inneren Organe verlangt Energie. Relativ wenig Energie benötigen wir zur Verdauung der Nahrung und zur Regeneration nach körperlicher Aktivität. Beides bleibt daher im folgenden Text unberücksichtigt.

Der Grundverbrauch liegt beim Mann bei etwa einer Kilokalorie pro Kilogramm Körpergewicht pro Stunde. Für einen 70 kg schweren Mann errechnet sich somit ein Grundverbrauch von ca. 1680 kcal pro Tag. Bei der Frau liegt der Wert etwas niedriger. Beim älteren Menschen ist der Grundumsatz in der Regel etwas niedriger als beim jüngeren. Dies erklärt sich hauptsächlich durch eine mit zuneh-

Energieverbrauch

mendem Alter einsetzende Reduktion der Muskelmasse von ca. 1% pro Jahr. Beim Mann ist dies neben der oft nachlassenden körperlichen Aktivität auch durch die verminderte Testosteronproduktion bedingt. Je nachdem, wie viel Muskelarbeit verrichtet wird, ergibt sich ein bestimmter Gesamtverbrauch. Bei einem Mann mit leichter körperlicher Arbeit liegt der Gesamtverbrauch an Energie bei ca. 2500 kcal. Dem Gesamtverbrauch steht die Energiemenge gegenüber, die über die Nahrung zugeführt wird.

> **Merke**
>
> Um das Körpergewicht zu reduzieren, müssen wir mehr Energie verbrauchen, als wir aufnehmen.

Ein Sachverhalt, der im Prinzip jedem klar und verständlich ist. Dennoch gibt es immer wieder Werbung für Trainings- oder Ernährungskonzepte, die den Anschein erwecken, man könnte dieses „Grundgesetz" umgehen.

Wie lange muss ich gehen, um hierdurch ein Kilo Körperfett zu verbrennen?

Ein Kilo reines Fett stellt eine gespeicherte Energiemenge von ca. 9300 kcal dar, ein Kilo Körperfettgewebe entspricht ca. 7500 kcal. Geht man davon aus, dass für einen Spaziergang von einer Stunde ca. 250 kcal an zusätzlichem Energiebedarf anfallen, ergibt sich, dass man 30 Stunden gehen müsste, um das Körpergewicht um ein Kilo zu reduzieren. Es ist daher für die Reduzierung des Körpergewichtes immer wichtig, auch die Ernährung zu beachten. Dennoch ist es sinnvoll, durch regelmäßiges Training das Körpergewicht zu regulieren. Es handelt sich allerdings hierbei um einen langfristigen, am besten lebenslangen Prozess.

Wir möchten zunächst auf die erste oben genannte Frage eingehen. Bei der Betrachtung der Höhe der Fettverbrennung während einer Belastung ist es wichtig, zwei Grundregeln zu beachten:
- ▷ Prozentuale Werte über die anteilige Höhe der Fettverbrennung am Gesamtverbrauch dürfen nicht mit absoluten Werten verwechselt werden.
- ▷ Es ist ein wesentlicher Unterschied, ob wir der Betrachtung eine bestimmte Trainingszeit oder eine bestimmte Trainingsstrecke zu Grunde legen.

5.2 Ausdauertraining

Wodurch wird der prozentuale Anteil der Fettverbrennung an der Energiebereitstellung bestimmt?

Die Höhe des prozentualen Anteils der Fettverbrennung an der Energiebereitstellung ist von der Belastungsintensität abhängig. Die Intensität einer Belastung wird in der Regel als Prozentzahl eines bestimmten Wertes angegeben. So kann sich die angegebene Prozentzahl auf die maximale Herzfrequenz, die Herzfrequenz an der anaeroben Schwelle, die maximale Sauerstoffaufnahmefähigkeit, die maximale Leistung (z.B. in Watt), die Wettkampfgeschwindigkeit und weitere Größen beziehen.

Der prozentuale Anteil der Fettverbrennung

Bei hohen Intensitäten verbraucht der Muskel viel Energie und muss daher schnell mit neuem „Brennstoff" versorgt werden. Als Energieträger stehen Fette, Kohlenhydrate und Eiweiße zur Verfügung. Die Energiegewinnung über *Eiweiße* kann im Rahmen des Gesundheitssports vernachlässigt werden und bleibt daher im folgenden Text unberücksichtigt. Kohlenhydrate können mit Sauerstoff (aerob) und ohne Sauerstoff (anaerob) im Stoffwechsel verbrannt werden. Die Verbrennung von *Kohlenhydraten* zur Energiegewinnung nennt man Glykolyse. Der prozentuale Anteil der drei in unserem Zusammenhang wichtigen Energiebereitstellungsmöglichkeiten während einer körperlichen Belastung ist von der Geschwindigkeit abhängig, in der die Brennstoffe benötigt werden. Die Fettverbrennung (Lipolyse) kann die benötigte Energie nur sehr langsam bereitstellen, die anaerobe Verbrennung von Kohlenhydraten kann die Energie am schnellsten liefern. Die aerobe Verbrennung von Kohlenhydraten nimmt eine Mittelstellung ein:

Lipolyse ⇒ aerobe Glykolyse ⇒ anaerobe Glykolyse

Je geringer der Energiebedarf ist, umso größer kann daher der prozentuale Anteil der Fettverbrennung sein. Bei hoher Intensität muss der Körper immer mehr auf die anaerobe Glykolyse zurückgreifen, bei der Laktat (Milchsäure) anfällt. Bei einem Laktatwert von ca. 6 mmol wird die jetzt zu langsame Fettverbrennung komplett eingestellt.

Gleichzeitig ist der Gesamtbedarf an Energie aber umso höher, je intensiver die sportliche Belastung ist. Die tatsächliche Höhe des Energieverbrauches ist beim Laufen bei gleichen Streckenbedingungen im Wesentlichen vom Körpergewicht und der Laufgeschwindigkeit abhängig. In der realen Situation spielen natürlich auch die Streckenbeschaffenheit (bergauf, sandiger Boden u.s.w.) eine wichtige Rolle. Der Wind, die Lauftechnik und die koordinative Kontrolle der Laufbewegung üben einen zusätzlichen Einfluss aus.

Der Gesamtbedarf an Energie

Kapitel 5 Medizinische Trainingstherapie

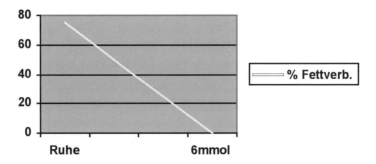

Abb. 5.9 Y-Achse: Prozentualer Anteil der Fettverbrennung, X-Achse: Belastungsintensität.

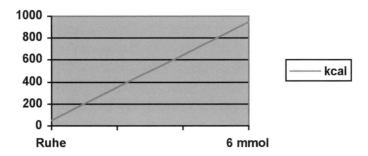

Abb. 5.10 Y-Achse: Gesamtverbrauch an Energie in kcal., X-Achse: Belastungsintensität.

Die Prozesse verlaufen in der Realität sicher nicht so linear, wie sie in *Abbildung 5.9 und 5.10* dargestellt sind. Der tatsächliche prozentuale Anteil der Fettverbrennung bei einer bestimmten Belastung ist von verschiedenen individuellen Gegebenheiten abhängig und kann im Rahmen einer Leistungsdiagnostik für den einzelnen Sportler bestimmt werden.

> *Bei welcher Belastungsintensität werden die höchsten absoluten Werte für die Fettverbrennung verzeichnet?*

Betrachten wir nun den Fettverbrauch pro *Zeiteinheit*, stellt sich die Frage, bei welcher Belastungsintensität die absolut (nicht prozentual) höchsten Werte zu erwarten sind? Absolut betrachtet liegt das Maximum der Fettverbrennung in der Regel bei einer Belastungsintensität von 68–79% der maximalen Herzfrequenz.

Der absolut höchste Wert der Fettverbrennung Wie bereits oben beschrieben, ist es also wichtig, prozentuale Werte nicht mit absoluten Werten zu verwechseln. Hierzu noch einige Beispiele, die annähernd für einen männlichen Sportler mit einem Körpergewicht von 70 kg und einem Ausdauertraining von durchschnittlich zwei bis drei Stunden pro Woche zutreffen.

5.2 Ausdauertraining

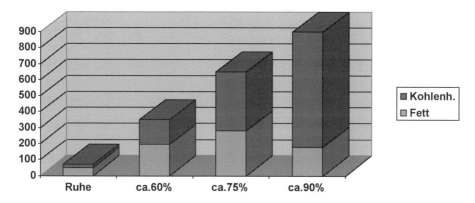

Abb. 5.11 Y-Achse: Kilokalorienverbrauch in Ruhe (1. Säule), zusätzlicher Verbrauch durch Training (2., 3., 4. Säule), X-Achse: Belastungsintensität in Ruhe (1. Säule) und als Prozentzahl der maximalen Herzfrequenz (2., 3., 4. Säule)

Die genannten Zahlen dienen als Beispiel, das sich jeweils auf eine Stunde Training bzw. Ruhe bezieht. Wie bereits erwähnt, sind die realen Werte individuell und können nur im Rahmen einer Leistungsdiagnostik exakt bestimmt werden (Abb. 5.11).
In *Ruhe* beträgt der prozentuale Anteil der Fettverbrennung an der Energiebereitstellung ca. 70%. Ein 70 kg schwerer Mann hat einen Grundumsatz von etwa 70 kcal pro Stunde. Hieraus ergibt sich ein Energiewert von ca. *49 kcal*, die über die Fettverbrennung bereitgestellt werden (s. Abb. 5.11, 1. Säule von links). Werden während eines *Walkingtrainings* 350 kcal zusätzlich verbraucht und liegt der prozentuale Anteil der Fettverbrennung aufgrund der höheren Intensität nur noch bei ca. 60% entspricht dies jedoch bereits *210 kcal*, die über die Fettverbrennung bereitgestellt werden (s. Abb. 5.11, 2. Säule von links). Bei einem lockeren *Dauerlauf* werden von der gleichen Person etwa 650 Kcal pro Stunde verbraucht. Der prozentuale Anteil der Fettverbrennung sinkt durch die gesteigerte Belastungsintensität auf ca. 45%, entspricht *293 kcal.* (s. Abb. 5.11, 3. Säule von links). Bei einem sehr *schnellen Lauf*, dessen Geschwindigkeit nahe der Wettkampfgeschwindigkeit liegt, entsteht ein Energieverbrauch von ca. 900 kcal. Der Anteil der Fettverbrennung sinkt auf 20% oder noch weniger. Dies entspricht nur noch *180 kcal* (s. Abb. 5.11, 4. Säule von links).
Legen wir unserer Betrachtung jedoch nicht die Zeit, sondern die *Strecke* zu Grunde, ergibt sich folgender Vergleich zwischen dem oben beschriebenen Walkingtraining und einem Lauftraining: Da wir in unserem Beispiel von einem relativ ruhigen Walkingtempo ausgegangen sind, benötigt der Walker für die gleiche

Strecke mehr als die 1,5-fache Zeit im Vergleich zum Läufer. Der Gesamtenergieverbrauch nähert sich stark an. Der Anteil der Fettverbrennung an der Energiebereitstellung ist jetzt sowohl prozentual als auch absolut höher als beim Läufer und beträgt ca. 320 kcal. Die Trainingszeit ist allerdings auch deutlich länger.

Beginnt der Körper erst nach einer Trainingszeit von 30 Minuten mit der Verbrennung von Fetten?

Zum Verständnis der Sachverhalte ist es wichtig, zwischen Wettkampfbedingungen im Leistungssport und einem gesundheitsorientierten Training zu unterscheiden.

Gesundheitssport Im *gesundheitsfördernden Training* beginnen wir einen Dauerlauf zum warm werden mit relativ niedriger Geschwindigkeit und Belastungsintensität. Wie oben beschrieben, ist der prozentuale Anteil der Fettverbrennung bei der Energiebereitstellung ein Wert, der sich an die jeweiligen Bedürfnisse der Muskulatur anpasst. Der *prozentuale* Anteil der Fettverbrennung an der Energiebereitstellung sinkt durch die allmählich gesteigerte Belastung ab, parallel hierzu steigt der Gesamtverbrauch der Energie an. Der *absolute* Wert der Fettverbrennung steigt bis zu einer Belastung von ca. 80% der maximalen Herzfrequenz an. Wird eine Belastung mit geringer Intensität begonnen, so entstehen kein nennenswertes Sauerstoffdefizit und daher auch kein wesentlicher Laktatanstieg im Blut. Unter solchen Bedingungen kann natürlich auch schon in den ersten 10 Minuten dominierend Fett verbrannt werden.

Wettkampf Betrachten wir jedoch den *Leistungssport,* so kann es durchaus vorkommen, dass Belastungen bis zu 30 Minuten vorwiegend ohne Fettverbrennung erbracht werden. Ein Leistungssportler, der in der Lage ist, 5000 Meter in einer Zeit von ca. 15 Minuten zu laufen, hat bereits sehr kurz nach dem Start hohe Laktatwerte, und der gesamte Lauf wird mit einer sehr hohen Intensität absolviert. In diesem Fall findet so gut wie keine Fettverbrennung statt. Mit einem gesundheitsorientierten Training hat diese Belastung jedoch nichts mehr zu tun.

Wodurch reduziere ich mein Körpergewicht?

Für die Geschwindigkeit, mit der Körpergewicht reduziert wird, ist nicht die Höhe des Fettverbrauches während einer Belastung entscheidend, sondern die Höhe des Kaloriendefizits, das dadurch erzielt wird, dass wir mehr Energie verbrauchen als wir zuführen. Stellen wir uns zum besseren Verständnis einen Sportler vor, der einen Energieverbrauch (Grundverbrauch plus leichte Arbeit) von 2500 kcal hat und diesen durch einen Dauerlauf von einer halben Stunde um 350 kcal erhöht. Steht dem Gesamtverbrauch von 2850 kcal eine Energiezufuhr von ebenfalls

2850 kcal entgegen, wird kein Körpergewicht reduziert. Verbraucht eine nicht trainierende Normalperson durch Grundumsatz plus berufliche körperliche Arbeit 3500 kcal am Tag und stellt diesem Verbrauch langfristig eine Energiezufuhr von ebenfalls 2850 kcal entgegen, so wird sie ihr Körpergewicht reduzieren.

Wir müssten also unseren Patienten empfehlen, möglichst lange und gleichzeitig möglichst intensiv Sport zu treiben, weil so das erzeugte Kaloriendefizit am größten ist. Allerdings sind derartige Ratschläge im allgemeinen gesundheitlichen Sinne kontraproduktiv:

▷ Zu intensive und zu lange Reize im Verhältnis zum aktuellen Leistungsvermögen führen nicht zur Anpassung sondern zur Überlastung der Systeme.
▷ Das Immunsystem wird negativ beeinflusst.
▷ Die Gefahr für Überlastungen im orthopädischen Bereich steigt stark an.

Es gilt demnach, einen vernünftigen Trainingsplan für den einzelnen Patienten oder eine spezielle Trainingsgruppe aufzustellen. Diese Empfehlungen entsprechen ebenfalls den Merkmalen für ein gesundheitsorientiertes Ausdauertraining. Zur besseren Übersicht möchten wir die wichtigsten Punkte nochmals anführen und außerdem einige Hinweise zum Thema Reduzierung des Körpergewichtes ergänzen:

Praktische Tipps
▷ Die Belastungsintensität sollte im Bereich des Grundlagenausdauertrainings liegen, s. Kap. 5.2).
▷ Die Trainingszeit sollte 30 bis 60 Minuten betragen (beim Radfahren 60 bis 120 Minuten).
▷ Es sollten Pausentage eingelegt werden.
▷ Der zusätzliche Energieverbrauch durch das Training sollte im optimalen Fall ungefähr 2000–3000 kcal pro Woche betragen.
▷ Beachten Sie die im Kapitel 7 beschriebenen Hinweise zur Ernährung.
▷ Versuchen Sie, ein leichtes Kaloriendefizit von ca. 2000 kcal pro Woche zu realisieren.
▷ Sehen Sie die Reduktion des Körpergewichtes als einen langfristigen Prozess. Versuchen Sie, durch das genannte Kaloriendefizit das Körpergewicht um ca. ein Kilo pro Monat zu reduzieren.
▷ Fallen Sie nicht in Ihre alten Ernährungsgewohnheiten zurück.
▷ Hören Sie mit dem gesundheitsorientierten Training nicht nach einigen Wochen wieder auf, sondern versuchen Sie, es wenn möglich lebensbegleitend beizubehalten.
▷ Sollten sich Probleme einstellen, wenden Sie sich an einen Sportmediziner oder einen Physiotherapeuten.

5.3 Gleichgewicht und Mobilisation

Die beiden Themen Gleichgewicht und Mobilisation stehen nicht im direkten Zusammenhang mit der Urologie. Ziel einer guten Rehabilitation ist es jedoch immer, die Lebensqualität des Patienten langfristig zu verbessern. Gerade beim älteren Menschen wird die Sturzprophylaxe immer wichtiger. Etwa ein Drittel der über 65-Jährigen stürzt einmal pro Jahr. Jeder zehnte Sturz verursacht schwerwiegende Verletzungen, von denen die Schenkelhalsfraktur die bedeutsamste ist. Sturzangst und Einschränkung körperlicher Aktivitäten mit allen Konsequenzen sind häufige Folgen von Stürzen. Eine Sturzprävention ist möglich. Am effektivsten sind Programme, die die Komponenten Kraft- und Balancetraining enthalten. Ein Training gegen drohende Stürze und zur Vermeidung einer allgemeinen Unsicherheit kann die Möglichkeit zur selbstständigen Fortbewegung langfristig erhalten.

Langwierige Erkrankungen mit der damit einhergehenden Schonung führen in vielen Fällen zu einer Abnahme der Beweglichkeit. Für viele Verrichtungen des täglichen Lebens (z.B. Ankleiden) ist jedoch Beweglichkeit eine Voraussetzung.

Das Krafttraining wurde bereits beschrieben. Das Gleichgewichtstraining und die Mobilisation sind das Thema des folgenden Textes.

Wie kann ich mein Gleichgewicht verbessern?

Sinnesrezeptoren in den Muskeln, Bändern und der Gelenkkapsel signalisieren dem Gehirn, in welcher Stellung sich die Körperteile gerade befinden, aber auch das im Ohr befindliche Gleichgewichtsorgan und die Meldung über die Augen sind wichtig. Verändern wir unsere Position im Raum, reagiert das Gehirn, indem es Muskeln aktiviert, die die Gelenkbewegungen kontrollieren. Dieser Regelkreis von Signal und Reaktion, erneutem Signal und erneuter Reaktion kann durch ein Training verbessert werden. Die verbesserte Funktion der Regelkreise führt zu einer Verbesserung des Gleichgewichtes und damit zu einer Verminderung des Sturzrisikos.

Praktische Übungen

Die folgenden Übungen gehen vom Einbeinstand oder dem beidbeinigen Stehen auf einem labilen Untergrund (Trampolin, Therapiekreisel) aus. Die Bewegungen des freien Beines oder der Arme dienen dazu, das ruhige Stehen zu erschweren. Beginnen Sie mit leichten Übungen. Steigern Sie den Schwierigkeitsgrad nur, wenn Sie die vorhergehende Übung wirklich sicher beherrschen! Vermeiden

5.3 Gleichgewicht und Mobilisation

Sie in jedem Fall, umzuknicken oder zu stürzen. Eine neue Übung sollte immer zunächst mit einem Partner ausprobiert werden, der Sie sichern kann.

Übungsbeispiele:

▷ Ausgangsposition: Einbeinstand mit leicht gebeugtem Knie
  Leicht: eine Hand an der Wand
  Mittelschwer: frei stehend
  Schwer: auf einem Trampolin, einem Kreisel oder einer weichen Matte stehen.

▷ Bewegung des freien Beines
  vor und zurück
  nach rechts und links
  diagonal

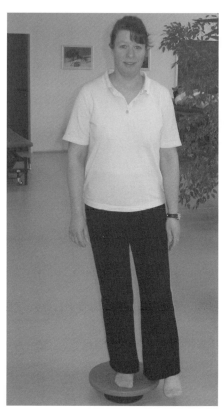

Abb. 5.12 Einbeinstand des rechten Beines, Bewegen des linken Beines nach vorne und hinten.

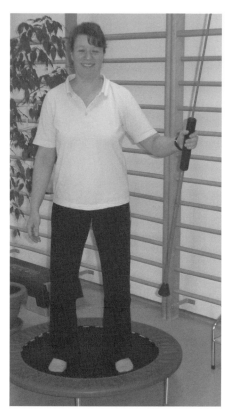

Abb. 5.13 Trampolin und Schwingstab.

Buchstaben in die Luft schreiben
Zahlen in die Luft schreiben *(Abb. 5.12)*.

▷ Wechseln Sie das Standbein alle 15 bis 30 Sekunden.
▷ Üben Sie insgesamt ca. fünf Minuten am Tag.

Sie können die Übungen variieren, indem Sie statt der Beine die Arme bewegen. Zur Steigerung können Sie eine leichte Hantel in die Hand nehmen, an einem Theraband ziehen, mit einem Ball werfen oder einen schwingenden Stab einsetzen, wie es bei *Abbildung 5.13* zu sehen ist.

Wie kann ich meine Beweglichkeit verbessern und erhalten?

Bewegungseinschränkungen, die sich in einem Zeitraum von etwa sechs Wochen (z.B. durch einen Krankenhausaufenthalt) entwickelt haben, können durch häufige aktive Bewegungen aufgehoben werden. Spezielle Dehnübungen sind nicht nötig, aber auch nicht verkehrt.

Praktische Übungen

▷ Bewegen Sie Ihre Gelenke für mehrere Minuten am Tag leicht in alle Richtungen.
▷ Versuchen Sie, das Bewegungsausmaß langsam zu steigern.
▷ Es dürfen keine Schmerzen entstehen.
▷ Atmen Sie ruhig und gleichmäßig weiter.

Bestehen Bewegungseinschränkungen bereits seit längerem (mehr als zwei Monate), ist eine spezielle Behandlung nötig. Es besteht meist aus Gelenkkapselmobilisation, Dehnungsübungen und Kräftigungsübungen. Ein solches Programm muss individuell von einem Physiotherapeuten erstellt und gelehrt werden. Es ist in der Regel mit einer Übungsdauer von mehreren Monaten zu rechnen, bis die alte Beweglichkeit wieder erreicht ist.

5.3 Gleichgewicht und Mobilisation

Gibt es noch eine andere Möglichkeit, das Gleichgewicht zu schulen und die Beweglichkeit zu erhalten?

Eine weitere Möglichkeit, das Gleichgewicht zu schulen und die Beweglichkeit zu erhalten, ist die Teilnahme an speziellen Übungs- oder Spielgruppen. Im Rahmen einer Gymnastikgruppe können geeignete Übungen oder auch kleine Sportspiele wie z.B. „Softballtennis", „Ringhockey" oder „Ball über die Schnur" durchgeführt werden. Dabei stehen neben Gleichgewicht und Beweglichkeit der Spaß am Spiel und der soziale Umgang im Mittelpunkt *(Abb. 5.14–5.15)*. Insgesamt stellen Gymnastik und Spielformen natürliche komplexe Anforderungen an den Organismus. Auch die Kraft und die Ausdauer werden trainiert. Die Inhalte der Übungs- und Spielstunden müssen allerdings speziell auf die Erkrankungen und die Leistungsfähigkeit der Patienten abgestimmt werden. Die Dosierung der Belastungsanforderungen kann in einer Sportgruppe nicht so exakt erfolgen wie bei einem individuellen Training.

Spiel und Spaß

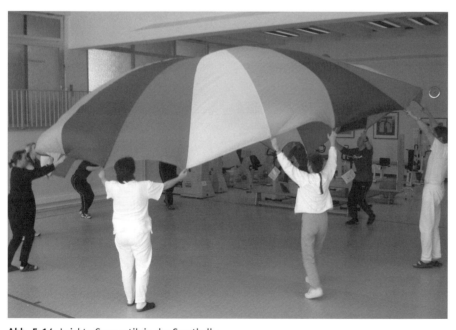

Abb. 5.14 Leichte Gymnastik in der Sporthalle.

Kapitel 5 Medizinische Trainingstherapie

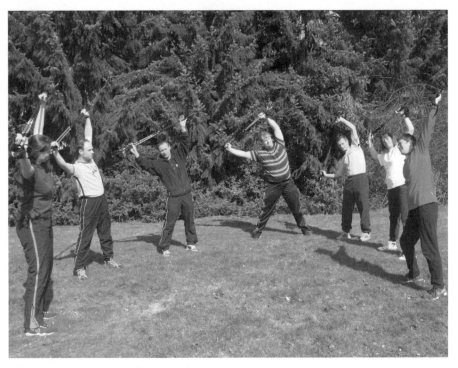

Abb. 5.15 Gruppengymnastik im Kurpark.

6 Massage, Elektrotherapie und medizinische Bäder

In den vergangenen 20 bis 25 Jahren haben sich die Therapieschwerpunkte innerhalb der Rehabilitation verschoben. Traditionell standen im alten Kurwesen passive Anwendungen wie Massage, Fango, Bäder u.ä. im Vordergrund. Heute sehen wir hingegen aktive Anwendungen wie Physio- und Sporttherapie an erster Stelle, begleitet von Schulungen und Seminaren. Aber auch die Ergotherapie und die Psychologie haben einen größeren Stellenwert bekommen. Diese sinnvolle und wichtige Entwicklung ist in den meisten Rehabilitationskliniken vollzogen worden. Nur wenn der Patient zu einer bleibenden Verhaltensänderung und zu einem langfristigen gesundheitsorientierten Trainieren motiviert werden kann, ist eine langfristige Verbesserung seiner Beschwerden zu erwarten. Dennoch haben auch passive Anwendungen zur Unterstützung der aktiven Übungen und Schulungen nach wie vor ihre Bedeutung. Wir möchten daher in diesem Kapitel exemplarisch drei der Anwendungsformen darstellen, die als Ergänzung der aktiven Therapie nach einer Prostataentfernung eingesetzt werden können.

6.1 Massage

Die Massage ist eine der ältesten Therapieformen überhaupt. In alten chinesischen Schriften wird die Massage bereits im Jahre 2700 v. Chr. als Therapie erwähnt. Hippokrates beschreibt ca. 400 v. Chr. die Massage als eine Möglichkeit, Patienten zu behandeln. Oft wird eine manuelle Reibung oder Knetung von

Menschen intuitiv ausgeübt, wenn sie an Schmerzen leiden. Behandlungen, die einen so langen Bestand in den unterschiedlichsten Kulturen und medizinischen Systemen haben, sind wirksam und effektiv.

> *Ist die positive Wirkung der Massage wissenschaftlich zu erklären?*

Die Wirkungsmechanismen der Massage sind wissenschaftlich erklärbar und nachweisbar. Sie lassen sich in mechanische, biochemische, reflektorische, psychische und energetische Effekte einteilen. Die unterschiedlichen Wirkungen der Massage sollen im folgenden Text kurz beschrieben werden.

Mechanische Effekte

Unter mechanischen Effekten versteht man die Verschiebung von Haut und Unterhaut im Verhältnis zu den anderen Körpergeweben. Ziel ist das Auflösen von Verklebungen zwischen den unterschiedlichen Gewebsschichten. Die Bindegewebsmassage nutzt die Verschiebung von Haut und Unterhaut gegenüber den anderen Körpergeweben, um reflektorische und biochemische Effekte auszulösen.

Für frisch operierte Patienten ist die Narbenbehandlung wichtig, durch die möglicherweise im Rahmen der Wundheilung entstandene Verwachsungen der diversen Gewebe, die Schmerzen und Funktionseinbußen bewirken können, gelöst werden. Gerade bei der Behandlung von Patienten während der Anschlussheilbehandlung kann dies sehr wichtig sein.

Durch die Lymphdrainage wird eine Steigerung des Lymphflusses von peripher nach zentral erzielt. Der Lymphabfluss kann auf das sieben- bis zehnfache gesteigert werden. Die Bildung von neuen Lymphbahnen kann angeregt werden. Sie führen zu einer Funktionsverbesserung des Lymphflusses im Operationsgebiet.

Biochemische Effekte

Durch den mechanischen Reiz der Massage werden bestimmte Zellen der Haut, aber auch der anderen Gewebe zur Freisetzung des Botenstoffs Histamin stimuliert, der auf die Wand der Kapillaren (feine Blutgefäße) eine gefäßerweiternde und die Durchlässigkeit vergrößernde Wirkung hat. Die Durchblutung wird für ca. 30 Minuten verbessert. Die Freisetzung von Histamin und anderen Entzündungsmediatoren ist besonders indiziert, wenn keine normale Wundheilung ablaufen konnte und eine Chronifizierung der Beschwerden eingetreten ist.

Ein weiterer biochemischer Effekt ist die Freisetzung von Hormonen (Endorphinen) durch das Nervensystem, die unter anderem auch eine schmerzhemmende

Wirkung aufweisen. Eine weitere mögliche Erklärung für die schmerzlindernde Wirkung von Massage ist die erhöhte Freisetzung von Serotonin, eines Stoffes, der im zentralen Nervensystem einen hemmenden Einfluss auf die Weiterleitung von Schmerzreizen zum Gehirn hat.

Reflektorische Effekte

Durch Massage können die in der Haut, der Unterhaut und im Muskel liegenden Sinnesrezeptoren, die auf Druck-, Berührungs- und Vibrationsreize ansprechen, stimuliert werden; dies wirkt schmerzlindernd. Der Einfluss der Massage auf das vegetative und sympathische Nervensystem beruht auf der Verbindung von verschiedenen Nerven innerhalb eines Wirbelzwischenraumes.

Die entspannende Wirkung der Massage wird vor allem auf die rhythmische Dehnung und Kompression von Muskeln zurückgeführt. Besonders bei Patienten, deren Schmerzen durch Verspannungen in der Muskulatur und einer damit einhergehenden Minderdurchblutung bedingt sind, ist dies ein sehr wichtiger Effekt.

Psychologische Effekte

Die meisten Patienten empfinden Massage als sehr angenehm und wohltuend. Ihre positiven Wirkungen sind den meisten Menschen bekannt und vertraut. Auch Patienten in der urologischen Rehabilitation profitieren von den positiven psychischen Wirkungen, die mit der Lösung von Muskelverspannungen, verbesserter Durchblutung sowie dem Abbau von Stresshormonen einhergehen. Auch die Wundheilung wird dadurch unterstützt.

Effekte auf das Immunsystem

Massage wirkt positiv auf das Immunsystem. Neben den bereits genannten Effekten kommt es zu einer geringen Steigerung der Anzahl bestimmter Abwehrzellen. Der Abbau der Stresshormone Cortisol und Adrenalin, der durch die bereits beschriebenen Mechanismen gefördert wird, bewirkt eine Verbesserung der Immunprozesse.

Energetische Effekte

Nach Überlegungen, die bereits vor Tausenden von Jahren in China entwickelt wurden, können bestimmte Massagen den Energiefluss durch den Körper verbessern. In den letzten Jahren finden solche Denkansätze auch in den europäischen Ländern mehr und mehr Beachtung. Hier möchten wir besonders die Fußreflexzonentherapie, Akupressur (s. S. 47 f.) und Shiatsu anführen. Auch die Behandlung von Triggerpunkten (Bindegewebsknoten in der Muskulatur) kann einen energetischen Effekt haben, da viele Triggerpunkte auf Akupunkturpunkten liegen.

6.2 Elektrotherapie

Im Rahmen der Rehabilitation müssen elektrotherapeutische Maßnahmen durch Forschungsergebnisse belegt sein und adäquat eingesetzt werden. An der richtigen Stelle, zur richtigen Zeit und aus dem richtigen Grund angewendet haben elektrotherapeutische Verfahren ein erstaunliches Potential, entscheidende Verbesserungen zu bewirken. Bei unbedachtem Einsatz nützen sie hingegen nicht oder – schlimmer – verstärken die Probleme. Der Arzt und der Therapeut müssen also die jeweiligen Verfahren kompetent einsetzen, um die bestmöglichen Heilungschancen für den Patienten zu initiieren.

Auf welche Weise wirkt die Elektrotherapie?

Bei allen elektrotherapeutischen Verfahren wird dem Menschen Energie zugeführt. Die Art der Energie kann unterschiedlich sein: mechanisch, elektromagnetisch oder thermisch. Die absorbierte Energie stimuliert oder induziert eine physiologische Reaktion im Körper, die therapeutischen Nutzen hat. So bewirken z.B. nicht die Ultraschallwellen selbst eine veränderte Durchblutung, sondern die Ultraschallenergie wird im Körper absorbiert und stimuliert über eine Erregung der Zellmembran eine Aktivierung der Zellen. Hierdurch werden dann Überträgerstoffe freigesetzt, die eine Durchblutungsveränderung hervorrufen.

Mögliche Ziele der unterschiedlichen Formen der Elektrotherapie:
▷ Schmerzlinderung
▷ Muskelstimulation
▷ Durchblutungsförderung
▷ Abbau von Ödemen
▷ Steigerung des Stoffwechsels
▷ Gefäßerweiterung durch die direkte Auswirkung der Wärme auf die Blutgefäße, den lokalen Stoffwechsel und einen bestimmten Nervenreflex
▷ Verminderung der Leitung sensorischer Nerven
▷ allgemeiner Temperaturanstieg
▷ allgemeiner Blutdruckabfall.

6.3 Medizinische Bäder

Im Allgemeinen ist bei Bädern eine die Harnausscheidung fördernde, allgemein muskelentspannende Wirkung zu erwarten. Sie werden deshalb bei chronischen Reizzuständen und motorischen Störungen im Urogenitaltrakt sowie bei wiederholten Urogenitalinfektionen eingesetzt. Im Rahmen der urologischen Rehabilitation sind besonders Moorbäder, Kohlensäurebäder, Kamillesitzbäder, Wechselbäder sowie die Prostatadusche verbreitet.

Bei *Moorbädern* betrifft die Wärmewirkung den gesamten Organismus, so dass auch eine Erwärmung der Beckenorgane erzielt werden kann.

Die Temperatur des *natürlichen Kohlensäurebades* liegt zwar lediglich bei 34 Grad Celsius. Dies wird jedoch nicht als unangenehm empfunden, da das von der Haut aufgenommene CO_2 die Thermorezeptoren in ihrer Empfindlichkeit verändert. Die Wirkung des Bades besteht in der verstärkten Durchblutung der Haut, wodurch der arterielle Blutdruck sinkt. Andere Bäder, die eine ähnliche Wirkung auf das Herz-Kreislauf-System zeigen, führen im Vergleich zum Kohlensäurebad durch den Wasserdruck zu einer erheblichen Mehrbelastung des Herzens. Besonders wichtig im Rahmen der urologischen Rehabilitation ist, dass natürliche Kohlensäurebäder zu einer unspezifischen Immunstimulation führen. Diese Wirkung kann durch die Kombination mit anderen Balneo- und Thermotherapien noch verstärkt werden.

Wechselbäder der Füße oder Arme führen zu einer Verbesserung bei chronisch kalten Händen und Füßen, funktionellen Durchblutungsstörungen und nervöser Übererregbarkeit. Auch sie wirken immunstimulierend.

Zur Beschleunigung der Wundheilung im Dammbereich haben sich *Kamillesitzbäder* bewährt.

7 Ernährung

Die Frage der „richtigen Ernährung" ist ein vieldiskutiertes, nicht unumstrittenes Thema. Zu wenig, zu viel oder falsches Essen macht krank. Viele Krankheiten könnten also durch richtige Ernährung verhütet werden. Empfehlungen für die „richtige Ernährung" reichen von einer möglichst vielseitigen Kost ohne Einschränkungen bis zu streng einseitigen Kostplänen mit vielen Verboten.

Spielt die Ernährung bei der Entstehung der Krebskrankheit eine Rolle?

Wir wissen heute, dass die Ernährung eine wichtige Rolle sowohl bei der Entstehung wie auch bei der Vorbeugung von Krebs spielt. Es ist bewiesen, dass bestimmte Nahrungsbestandteile einen begünstigenden Einfluss auf die Krebsentstehung haben. Gesunde Ernährung dagegen senkt das Krebsrisiko, obwohl bisher noch nicht alle Wirkmechanismen abschließend geklärt werden konnten. Wissenschaftliche Daten weisen vor allem auf ein verringertes Risiko für Krebsarten des Verdauungstraktes, besonders des Dickdarmes, der Atemwege, aber auch der Prostata hin.

Ungefähr 30 bis 40% aller Tumoren werden durch falsche Ernährung ausgelöst oder begünstigt. Rund 30% der Todesfälle stehen damit in Zusammenhang. Überernährung führt zu Übergewicht und begünstigt dadurch die Krebsentstehung. Auch der häufige Genuss von gepökelten, geräucherten und stark gesalzenen Lebensmitteln gilt als krebsbegünstigend. In vielen Studien konnte ein Zusammenhang zwischen dem Verzehr von tierischen Fetten und Krebs bestätigt werden. Gleichzeitig wurde entdeckt, dass der Verzehr pflanzlicher Fette und Fischöle einen Schutzfaktor darstellt. Daher wird empfohlen, den Konsum tierischer Fette zu reduzieren. Dass diese auch eine große Bedeutung für die Entstehung von Blutgefäßverschlüssen durch Bildung von Plaques wie bei der Herzkranzgefäßverengung habt, ist mittlerweile bewiesen. Entgegen anderslautenden Aussagen bleibt jedoch **Krebsdiät** festzuhalten, dass es eine eigentliche „Krebsdiät" nicht gibt.

Die Ergebnisse großer Ernährungsstudien in verschiedenen Ländern der Welt lassen mittlerweile aber keinen Zweifel daran, dass eine ausgewogene Kost, reich an Obst und Gemüse und damit reich an allen pflanzlichen Inhaltsstoffen wie Vitaminen, Faserstoffen und sekundären Schutzstoffen, das Krebsrisiko senkt.

7 Ernährung

Welche generellen Empfehlungen für eine gesunde Ernährung können gegeben werden?

Unsere Ernährung sollte reich an reifem, nicht chemisch behandeltem Gemüse und Obst sein, da durch die regelmäßige Zufuhr von Pflanzeninhaltsstoffen eine Steigerung der körpereigenen Abwehrkräfte, ein besonderer Schutz vor Schäden an der Erbsubstanz und vor Blutgefäßverschlüssen erreicht werden kann.

Seit einigen Jahren wird der Verzehr von fünf Portionen Obst und Gemüse pro Tag empfohlen, wobei eine Mischung aus roten, grünen und gelben Produkten verzehrt werden sollte. Eine Portion entspricht einer Handvoll Obst oder Gemüse, auch ein Glas frisch gepressten Saftes gilt als eine Portion. Die „Fünf-am-Tag-Regel" lässt sich somit auch für Kinder problemlos umsetzen. Eine solche Ernährungsweise ist nicht nur wegen der Reduzierung des Krebsrisikos, sondern auch wegen ihrer positiven Effekte auf die Vermeidung von Herz-Kreislauf-Erkrankungen, Diabetes mellitus und Gicht zu empfehlen.

„Fünf am Tag"

Wie ist die gesundheitsfördernde Wirkung der Ernährung zu erklären?

Die Wirkung der „sekundären Pflanzeninhaltsstoffe" wird seit einigen Jahren erforscht. Man vermutet, dass sie eine noch größere Bedeutung für uns haben als die seit Jahrzehnten bekannten Vitamine. Bei diesen Stoffen handelt es sich um pflanzliche Farb-, Aroma- und Duftstoffe sowie pflanzliche Hormone, die in unserem Organismus als sogenannte „Antioxidantien" eine wichtige Schutzfunktion ausüben. Reif geerntetes Obst und Gemüse, das frei von Pflanzenschutz- und Düngemitteln sein und möglichst ohne lange Transport- und Lagerzeiten zum Verzehr bereit stehen sollte, enthält eine Vielzahl von Vitaminen und sekundären Pflanzeninhaltsstoffen. Diese können aufgrund ihres Zusammenwirkens vor Krebs schützen. Das ist für die Vitamine A, C, E und das Coenzym Q 10 sowie für Flavonoide, Polyphenole, Selen und Zink bestätigt. Interessanterweise bewirkt der Verzehr eines reif geernteten Apfels mit einem Vitamin-C-Gehalt von ungefähr 45 mg einen weitaus besseren Schutz vor schädigenden körpereigenen Stoffwechselprozessen (oxidativer Stress) als 1000 mg isoliertes Vitamin C. Mittlerweile ist bekannt, dass neben vielen anderen Stoffen der apfeleigene sekundäre Pflanzeninhaltsstoff Quercetin mit dafür verantwortlich ist.

Pflanzenfasern als Balaststoffe fördern die Verdauung und sind Ko-Faktoren bei der Verhütung von Darmkrebs.

Kapitel 7 Ernährung

Sind Vitamintabletten zu empfehlen?

In diesem Zusammenhang muss darauf hingewiesen werden, dass es bisher keine medizinische Empfehlung zur Einnahme von Vitamintabletten, seien es Einzelsubstanzen oder Multivitaminpräparate, oder anderen isolierten Nährstoffen gibt. Auf diese Weise lassen sich weder Ernährungsmängel ausgleichen, noch das Krebsrisiko senken. Vor einigen Jahren wurden in Finnland und den USA Studien zur Krebsverhütung durchgeführt. Dabei wurde Rauchern entweder Vitamin A oder E bzw. Beta-Carotin und Vitamin E und einer Kontrollgruppe Plazebo, also eine Substanz ohne Wirkung, gegeben. Diese Studien mussten abgebrochen werden, da es zu einem vermehrten Auftreten von Herz-Kreislauf-Erkrankungen und Krebs kam – und zwar in den Vitamingruppen! Vor diesem Hintergrund kritisieren Ernährungswissenschaftler die gängige Praxis der Anreicherung von Lebensmitteln mit Beta-Carotin als Farbstoff.

Zusammenfassend lassen sich folgende Empfehlungen festhalten, die das Risiko einer Krebsentstehung oder dessen Wiederkehr, aber auch das Auftreten anderer Erkrankungen vermindern können.

Vermeiden Sie die folgenden Ernährungsfehler
▷ Übermaß an tierischen Fetten und Eiweißen
▷ Übermaß an Alkohol- und Kaffeekonsum
▷ Mangel an Ballaststoffen, Vitaminen, Mineralstoffen, pflanzlichen Farb- und Aromastoffen
▷ natürliche Schadstoffe wie ranzige Fette, Schimmelpilzgift, Braunfäule
▷ Schadstoffe, die durch starkes Erhitzen entstehen (zersetztes Eiweiß, Peroxide in Ölen)
▷ Rückstände von Düngemitteln (Nitrate)
▷ Verbrennungsrückstände beim Räuchern oder Grillen (Benzopyrene)
▷ Lebensmittelzusatzstoffe wie Nitritpökelsalz
▷ Umweltgifte (Blei, Cadmium und andere Schwermetalle).

Bevorzugen Sie eine Ernährung, die den folgenden Richtlinien entspricht
▷ Vermeiden Sie Übergewicht.
▷ Essen Sie weniger fettreiche Lebensmittel.
▷ Reduzieren Sie Ihren Fleischverzehr.
▷ Essen Sie täglich frisches Obst, Gemüse, Kräuter und Vollkornprodukte aller Art.

- ▷ Reinigen und waschen Sie Obst und Gemüse immer gründlich: entfernen Sie äußere Blätter oder waschen Sie die Schale sorgfältig.
- ▷ Meiden Sie Innereien.
- ▷ Essen Sie nicht zu häufig Wildpilze und Tintenfischprodukte.
- ▷ Wärmen Sie nitratreiches Gemüse, z.B. Spinat, nicht auf.
- ▷ Wählen Sie heimisches, unbehandeltes Obst und Gemüse. Dies sollte gründlich gewaschen, aber nicht geschält werden. So erhalten Sie viele wertvolle Inhaltsstoffe, die in der Schale oder direkt darunter sitzen.
- ▷ Essen Sie selten Lebensmittel, die mit Salz konserviert, gepökelt oder geräuchert wurden, wie Speck, Schinken, Wurstwaren und Räucherfisch.
- ▷ Beim Grillen sollte eine Folie benutzt werden oder ganz auf die Verwendung von Holzkohle verzichtet werden.
- ▷ Gepökeltes Fleisch bitte nicht erhitzen, braten oder grillen.
- ▷ Essen Sie keine angeschimmelten Lebensmittel oder nicht mehr einwandfreie Nüsse.
- ▷ Entfernen Sie die braune Samenhaut von Erdnüssen und sortieren Sie dunkle, bräunliche Kerne aus.
- ▷ Schränken Sie Ihren Kaffee- und Alkoholkonsum ein.

Wie bereits erwähnt, handelt es sich bei der Ernährung um ein sehr komplexes Thema. Viele Meinungen werden publiziert, ohne wissenschaftlich bewiesen zu sein. Verständlicherweise werden die Patienten durch sich widersprechende Informationen verunsichert. Die Umstellung der Ernährung ist ebenfalls ein Prozess, der einige Anforderungen an den Patienten stellt. Sie sollten sich also nicht scheuen, Hilfe in Anspruch zu nehmen.

Im Rahmen der stationären urologischen Rehabilitation können Sie selbstverständlich an unterschiedlichen Schulungsprogrammen zum Thema Ernährung teilnehmen. Unter fachlicher Betreuung erfahren Sie, wie Sie Ihre Ernährung umstellen können. Die schonende Zubereitung von Speisen kann in der Lehrküche erlernt werden. Im Hinblick auf die langfristige Umstellung der Ernährungsgewohnheiten ergeben sich hier große Vorteile für den Patienten. **Lehrküche**

8 Psychologische Therapie

Im Rahmen der urologischen Rehabilitation werden auch psychische (seelische) Faktoren berücksichtigt und therapiert. Bei der Entstehung chronischer Erkrankungen und bei der Art des Umganges mit ihnen und ihren Auswirkungen spielen seelische Belange eine Rolle. Einmal geht es um die Aufdeckung und Behandlung psychischer Belastungen und Beeinträchtigungen durch die körperlichen Erkrankungen. Zum Anderen soll der Patient darin unterstützt werden, mit seiner persönlichen Situation nach der Erkrankung zurecht zu kommen. Um diese Ziele zu erreichen, werden (Einzel-)Beratungsgespräche und Gruppentherapien angeboten.

Belastungen benennen und Lösungsstrategien entwickeln

Des Weiteren werden Schulungen durchgeführt, in denen Einstellungen und Verhaltensweisen verändert werden sollen, die den Umgang mit der urologischen Erkrankung erschweren. Diese Schulungsprogramme vermitteln Wissen über die Krankheit und regen den Betroffenen dazu an, seine Behandlung und Genesung aktiv mitzugestalten. Er soll auf seine persönlichen Schwierigkeiten und Risikofaktoren, wie auch auf seine Stärken und Fähigkeiten aufmerksam gemacht werden, die bei dem Umgang mit der Erkrankung bedeutsam sind.

Beachte
Bei der Rehabilitation einer urologischen Erkrankung soll mit der Einbeziehung psychischer Aspekte die gesamte Lebenssituation des Betroffenen berücksichtigt werden.

Ziele einer psychologischen Behandlung sind:
- die Krankheit überstehen zu helfen
- ihre Folgen zu beeinflussen oder zu mildern
- Bewältigungsstrategien zu entwickeln

▷ Verhaltensweisen zu fördern, die das Krankheitsrisiko senken und die Gesundheit unterstützen
▷ erörtern der individuellen Krankheitssituation und Informationsvermittlung.

8.1 Psychologische Beratung

In einem Beratungsgespräch sollen etwaige psychische Störungen festgestellt und geheilt bzw. gelindert werden, die mit der körperlichen Erkrankung einhergehen. Seelische Störungen treten entweder als Reaktion auf die Krankheit auf oder haben möglicherweise schon vor der Feststellung der körperlichen Erkrankung bestanden. Aber auch wenn solche ausdrücklichen psychischen Störungen nicht auftreten, können psychologische Gespräche hilfreich sein, die Auswirkungen der Erkrankung wie Ängste und Trauerreaktionen, aber auch Schmerzen und Stress durch die Erkrankung und ihre Folgen zu lindern. Außerdem kann die Aufarbeitung und Überwindung familiärer oder arbeitsbezogener Konflikte unterstützt werden, unabhängig davon, ob diese unmittelbar mit der körperlichen Krankheit in Zusammenhang stehen oder nicht.

8.1.1 Krankheitsbewältigung

Ein elementarer Inhalt der psychologischen Beratungsgespräche ist die Förderung der Krankheitsverarbeitung und -bewältigung. Ihr Ziel ist ein besseres Akzeptieren und Zurechtkommen mit der Krankheit. Die Erkrankung ist ein Krisenereignis, das neben der körperlichen Bedrohung auch das seelische und das soziale (familiäre und sonstige private wie arbeitsbezogene Umfeld betreffende) Gleichgewicht stört und damit nach Prozessen verlangt, die das Ungleichgewicht wieder regulieren. Diese Regulationsprozesse bestehen aus geistigen und emotionalen (gefühlsmäßigen) Bewertungen. Außerdem gehören zur Krankheitsbewältigung alle Verhaltensweisen, die in der Krankheitssituation die Auseinandersetzung mit der Krankheit deutlich machen.

Die Krankheit stellt bestimmte Anforderungen an den Betroffenen, und er muss ausprobieren, inwieweit seine eigenen Fähigkeiten ausreichen, sie zu erfüllen. Bei der Diagnosestellung muss sich der Betroffene zunächst die Frage stellen, ob er die Krankheit als Bedrohung oder Herausforderung erlebt. In einem zweiten Schritt entscheidet er, ob er sich selber zutraut, die Bedrohung oder die Herausforderung zu bewältigen. Fühlt er sich der Bedrohung gewachsen, wird er emotionale und geistige Bemühungen oder Verhaltensweisen entwickeln, die Belas-

Bedrohung oder Herausforderung?

tungen durch die Erkrankung zu reduzieren, auszugleichen oder zu verarbeiten. Etwa wird ein Betroffener versuchen, sich von sorgenvollen Gedanken abzulenken. Bei diesen Bemühungen unterstützt und bestärkt der Psychologe den Betroffenen. Erst recht, wenn der Betroffene nicht glaubt, mit der Bedrohung durch die Erkrankung fertig zu werden, bedarf er der Unterstützung von psychologischer Seite. In diesem Fall ist es wichtig, Hoffnung zu geben und den Betroffenen auf seine Stärken aufmerksam zu machen.

Bewältigung der Tumorerkrankung

In der Onkologie (bei Krebserkrankungen) ist psychologische Unterstützung von großer Bedeutung, da die Krebserkrankung eine besondere Bedrohung für Körper und Psyche (Seele) darstellt. Auf Krebserkrankungen reagieren die Betroffenen meist mit negativen Gefühlen wie Angst, Traurigkeit, Ärger oder Selbstwertzweifeln. Möglicherweise ziehen sie sich von ihrer Umwelt zurück. Sie haben mit der Erkrankung ihren Glauben an die Sicherheit der körperlichen Unversehrtheit verloren. Die zukünftige Lebensqualität und letztlich ihr Überleben stehen in Frage.

> **Merke**
>
> Psychologische Bemühungen in der Onkologie (Psychoonkologie) dienen daher dazu, den Schock über die Diagnose überwinden zu helfen, Ängste und Verzweiflung und andere negative Gefühle zu reduzieren und damit die Lebensqualität trotz Erkrankung wieder zu erhöhen.

Dabei ist es sinnvoll, die Bedeutung der Erkrankung in der Lebensgeschichte des Betroffenen und die mit ihr einhergehenden Änderungen in der Lebenssituation und Lebensqualität zu überdenken. Auch die Folgen der Krebserkrankung und ihre Behandlung beeinträchtigen das Alltagsleben und lösen negative Empfindungen aus. Durch die psychologische Behandlung soll der Patient lernen, sich an die Veränderungen, die die Krankheit mit sich bringt, leichter anpassen zu können.

Neben der Verbesserung der Lebensqualität kann durch psychologische Maßnahmen auch der körperliche Verlauf der Erkrankung günstig beeinflusst werden. Eine wissenschaftliche Studie mit (allerdings nicht urologischen) Krebspatienten zeigte, dass durch psychoonkologische Maßnahmen die Überlebensrate verbessert werden konnte.

Gibt es allgemeingültige Bewältigungsziele?

Die konkreten Bewältigungsziele müssen individuell festgelegt werden. Dies bedeutet für den Therapeuten, zu schauen, was es für den einzelnen Betroffenen heißt, mit seiner Krebserkrankung gut zu recht zu kommen. Betroffene werden sehr unterschiedlich mit ihrer Erkrankung umgehen. Der eine setzt sich aktiv damit auseinander, informiert sich, tauscht sich mit anderen Betroffenen aus, verändert seine Lebenssituation nach der Erkrankung, zeigt Kampfgeist. Ein anderer wird sich lieber nicht zu sehr mit der Erkrankung und ihrer Tragweite beschäftigen, um nicht weiter beunruhigt zu werden. Meistens zeigen Betroffene sowohl das eine wie das andere Verhalten gleichzeitig.

Es gibt kein allgemein gültiges Konzept für eine erfolgreiche Krankheitsverarbeitung. Allerdings hat sich gezeigt, dass eine eher positive Haltung zur Erkrankung (die Krankheit anzunehmen und das für sich Beste daraus zu machen) zu einer besseren Lebensqualität führt als zu verzagen und innerlich aufzugeben. Inwieweit diese Grundhaltungen auch den Verlauf der Erkrankung beeinflussen, ist nicht abschließend geklärt.

Bei der Förderung der Krankheitsbewältigung von psychologischer Seite sollte dem Betroffenen vermittelt werden: Ihr Leid und Ihre Ohnmacht sind verständlich. Aber fassen Sie gleichzeitig auch Mut und versuchen Sie, aktiv zu handeln!

Eine positive Haltung finden

Wie kann meine Lebensqualität erhalten werden?

Damit Lebensqualität trotz Erkrankung und Beeinträchtigungen erhalten bleibt, sollte der Betroffene lernen, wie er seine Lebensfreude steigern kann. Um das Gefühl zu fördern, selbst etwas gegen die Krankheit tun zu können, wird im Gespräch mit dem Betroffenen ergründet, welche Ursachen er selbst für seine Erkrankung sieht. Diese vermuteten Ursachen geben möglicherweise Hinweise darauf, was er in seinem Leben umgestalten könnte. Vielleicht möchte er Ernährungsgewohnheiten ändern oder das Rauchen aufgeben. Möglicherweise sieht ein Betroffener auch seelische Belastungen in seinem Leben, die er mit der Entstehung seiner Erkrankung in Zusammenhang stellt. Hier wäre zu überlegen, ob er an diesen Belastungen etwas ändern kann und möchte. Es muss allerdings betont werden, dass die Zusammenhänge zwischen Stressbelastungen und Verhaltensgewohnheiten auf der einen Seite und der Entstehung von Tumorerkrankungen auf der anderen Seite nicht völlig eindeutig sind und nicht für alle Betroffenen gleichermaßen gelten. Möglicherweise kann man sich ein „Puffer"-Modell vorstellen, das davon ausgeht, dass das Reduzieren von Belastungen im Leben und das Entwickeln von Verhaltensweisen, die das allgemeine Wohlbefinden för-

Krankheit gehört zum Leben

dern, zumindest die Auswirkungen von (wie auch immer entstandenen) Erkrankungen abmildern.

Manche Betroffene können sich ihre Erkrankung nicht erklären, stehen ihr also eher hilflos gegenüber („immer gesund gelebt und doch erkrankt"). Hier sollte dem Betroffenen geholfen werden, den Sinn und die Bedeutung der Erkrankung zu entdecken. Beispielsweise könnte er erkennen, dass Krankheiten zum Leben gehören oder dass die Krankheit Anlass zu einer inneren Standortbestimmung sein kann, was man bisher erreicht hat und was man noch vom Leben erwartet. Auch unabhängig von vermuteten Ursachen kann eine Krebserkrankung Veränderungsabsichten auslösen, z.B. bewusster zu leben, mehr Sinn im Leben zu suchen, mehr an sich zu denken, mehr Beziehungen zu pflegen u. Ä.

Schließlich ist zur Verbesserung der Krankheitsbewältigung auch das soziale Umfeld wichtig. Die Familie oder auch Freunde und Bekannte können mit ihrer Unterstützung (trösten, Mut machen, Ratschlag geben oder konkrete Hilfe anbieten) dem Betroffenen beistehen, mit seiner Erkrankung fertig zu werden. Zu wissen, man wird mit seiner Erkrankung nicht allein gelassen, hilft, Ängste und Traurigkeit zu ertragen und mit den Auswirkungen der Erkrankung im Alltag besser umzugehen.

Vielleicht überlegen Sie, was Sie nach einer Krebserkrankung ändern möchten. Gleichzeitig könnten Sie auch die befriedigende Einsicht erlangen, dass das bisherige Leben genau so verlaufen ist, wie Sie es sich gewünscht haben. Schauen Sie, welche Unterstützung Sie von Ihrer Familie und Ihren Freunden bekommen können.

Wie können Bewältigungsstrategien angeregt werden?

Sinnvoll ist es, gemeinsam mit dem Betroffenen frühere eigene erfolgreiche Versuche zu überdenken, wie er mit anderen Lebenskrisen fertig geworden ist. So werden sich Fähigkeiten des Betroffenen zeigen, mit Unsicherheiten und Bedrohungen umzugehen, die er jetzt auch auf seine Erkrankung übertragen kann.

Die Bewältigung der Folgen einer Tumorerkrankung

In der Rehabilitation geht es vor allem um die Behandlung und Bewältigung der Folgen von Erkrankungen. Ziel ist es, die körperliche und geistige Leistungsfähigkeit der Betroffenen wieder herzustellen. Deswegen liegt ein Schwerpunkt in der urologischen Rehabilitation auf der Bewältigung von Beeinträchtigungen, die durch Inkontinenz, künstliche Harnableitung und Erektionsstörungen oder chronische Schmerzen entstehen. Von psychologischer Seite können zu diesen Beeinträchtigungen folgende Hilfestellungen gegeben werden:

8.1 Psychologische Beratung

Inkontinenz

Die Tatsache, als erwachsener Mensch seinen Urin nicht mehr halten zu können und damit quasi in den Zustand eines Kleinkindes zurückgeworfen zu sein, führt unter Umständen zu unangenehmen Gefühlen wie Angst, Traurigkeit, Ärger, Hilflosigkeit, Minderwertigkeit und Kränkung. Treten in Situationen mit anderen Menschen peinliche Erlebnisse (wie z.B. sichtbar nasse Hose) auf, kommen auch Schamgefühle hinzu. Diese Gefühle sollen im psychologischen Gespräch auf Verständnis stoßen und entlastet werden.

Der emotionale (gefühlsmäßige) Umgang mit dem Handikap Inkontinenz im Alltag muss geübt werden. Manche Betroffene neigen dazu, sich zurückzuziehen – entweder, weil sie Ängste vor möglichem Auffallen in der Öffentlichkeit oder vor negativen Reaktionen anderer haben oder weil sie sich bei jeder Aktivität, bei der unkontrollierbar Urin abgeht, eingeschränkt und verunsichert fühlen. Ein solcher Rückzug verhindert die seelische Anpassung an das Problem eher, da mit dem Ausschließen von Alltagserlebnissen das Gefühl, kein normales Leben mehr zu haben, noch verstärkt wird. Außerdem kann der Betroffene die Erfahrung nicht machen, dass man trotz der Inkontinenz (mit entsprechenden Hilfsmitteln wie passenden Vorlagen) weiter Lebensfreude haben kann. Erleben Sie, dass Sie auch mit der Inkontinenz weiter Ausflüge machen oder zu Kulturveranstaltungen gehen können.

Welches Ausmaß an Aktivitäten sollte angestrebt werden?

Der Therapeut sollte mit dem Betroffenen ein angemessenes Ausmaß an Bewegung und Aktivität erarbeiten. Einerseits soll er wieder am Leben teilhaben, andererseits aber darf er sich körperlich nicht überlasten; dies wäre für die Kontinenz eher schädlich. Die Betroffenen werden ermutigt, den Alltag mit Hilfe der Anregungen, die sie im Kontinenztraining bekommen, wieder aufzunehmen. Konkrete Situationen, in denen die Inkontinenz bewältigt werden muss, können „durchgespielt" werden. Hier ist etwa an berufliche Anforderungen, die Versorgung des Haushaltes, die Ausübung von Hobbys oder an Reisen zu denken.

Erwarte ich zu schnelle Erfolge?

Insgesamt müssen die Betroffenen lernen, dass es Geduld und Zeit erfordert, bis die Kontinenz bei systematischem Üben allmählich besser wird. Sie sollten motiviert werden, in angemessener Weise weiter zu üben, was bedeutet, regelmäßig zu trainieren, aber nicht zu übertreiben.

Manche Betroffene erwarten von sich schnelle Erfolge und große Leistungen. Sie versuchen, ihr Problem möglichst rasch und mit eigenen Anstrengungen in den

Griff zu bekommen. Möglicherweise hoffen sie damit, die Erfahrung von eigener Kontrolle zu machen. Solche Erwartungen führen möglicherweise zu einem übermäßigen Üben, das den Patienten überfordert und den Körper überlastet. Der Versuch, Erfolge zu erzwingen, wird eher zu Misserfolgen beim Training führen. Schädliche Erwartungen sollten also in Frage gestellt werden. Manche Patienten beobachten sich kritisch und übergenau und bewerten vorhandene Erfolge als zu gering. Hier vermittelt der Therapeut eine objektive Sicht.

In der Bewältigung Ihrer Inkontinenz sollten Sie ein angemessenes Maß an Training und Aktivität finden und versuchen, am normalen Alltagsleben wieder teilzuhaben.

Künstlicher Blasenersatz/Neoblase

Bei Anlage einer Neoblase wird die Harnblase durch Darmgewebe künstlich ersetzt. Der Urin wird auf normalem Wege entleert. Auch hier tritt häufig eine Inkontinenz auf. Feste Zeiten für die Blasenentleerung können den Tagesablauf und die Nachtruhe beeinträchtigen. Auch hier müssen seelische Belastungen, die eine Anpassung im Alltag behindern, reduziert werden.

Es kann zu seelischen Reaktionen wie Ekel und Scham, Angst, Hilflosigkeit oder Abhängigkeitsgefühl, Traurigkeit, Wut oder Minderwertigkeitsgefühl kommen. Betroffene machen sich Sorgen, dass sie an der Rückkehr in den Alltag gehindert sind, sie also ihre Arbeit, ihren Haushalt oder Freizeitbeschäftigungen nicht mehr ausführen könnten. Wahrscheinlich wird es Ängste um Partnerschaft und Sexualität geben, so etwa die Befürchtung, dass der Partner den Betroffenen ablehnt. Allgemein kann es Sorgen um die Attraktivität geben.

Welche Ziele verfolgt das psychologische Gespräch?

Es ist wichtig, Betroffene darauf hinzuweisen, dass ein Rückzug aus ihrem Lebensumfeld die Gewöhnung an die Krankheitsfolge erschwert. Man kann nur gute Erfahrungen mit der Handhabung des Handikaps machen, wenn man sich Alltagssituationen stellt und ein normales Leben wagt. Schließlich müssen möglicherweise Befürchtungen entkräftet werden, dass die künstliche Blase die alte „echte" nicht voll ersetzen könnte.

Bei allen verständlichen negativen Gefühlen, die Sie aufgrund einer Neoblase entwickeln, können Sie lernen, wieder zu einer Normalität und guten Lebensqualität zurückzufinden.

Erektionsstörungen

Hier wird vor allem auf die Erektionsstörungen (Störungen der Gliedversteifung) eingegangen, die nach Prostatektomie (Prostataentfernung) auftreten. Für Erektionsstörungen aufgrund anderer Ursachen gelten aber viele Punkte gleichermaßen.

Wenn der Schock über die Lebensbedrohung nach einer Tumorerkrankung überwunden, die Behandlung überstanden und der Alltag allmählich wieder eingekehrt ist, gewinnt die Störung der Erektionsfähigkeit als Operationsfolge immer mehr an Bedeutung für Wohlbefinden und männliches Selbstverständnis. Erektionsstörungen nach einer Tumoroperation (von betroffenen Männern oft als Impotenz bezeichnet), verursachen negative Gefühle wie Trauer, Wut und Scham. Deshalb sollten bei der Behandlung von Störungen der Gliedversteifung (Erektion) auch seelische Faktoren Berücksichtigung finden.

Bin ich ein vollwertiger Mann?

Nicht selten führt die operationsbedingte Impotenz zu Gefühlen von Minderwertigkeit oder fehlender Vollwertigkeit als Mann oder sogar als Mensch. Für viele Männer ist die Potenz untrennbar mit ihrem Selbstverständnis verbunden. Auch wenn der Betroffene sich vielleicht in einer Lebenssituation befindet, in der Sexualität gar keine so große Rolle mehr spielt, wird die Erektionsstörung als wesentlicher Verlust erlebt. Neben dem Verlust der Selbstbestätigung kann auch der Verlust der Bestätigung durch die Partnerin und das soziale Umfeld (z.B. im Kontakt mit Geschlechtsgenossen) befürchtet werden. Vielleicht hat sich ein Mann vor der Erkrankung dadurch Jugendlichkeit und Vitalität bewiesen, dass er noch potent war, auch wenn er in anderen Lebensbereichen schon zu den „Älteren" gehörte. Selbst wenn der Mann sexuell nicht mehr aktiv war, kann der Verlust der grundsätzlichen Möglichkeit (nicht mehr zu können, wenn man wollte) als sehr schmerzlich empfunden werden. Es geht also nicht nur um den Abschied von einer Funktion, sondern auch um Veränderungen im männlichen Selbstbild.

Wie geht es mit der Sexualität weiter?

Neben Minderwertigkeitsgefühlen treten Ängste und Gefühle der Verunsicherung auf. Viele Betroffene fragen sich, wie es nach der Tumorbehandlung mit der Sexualität weitergeht. Etwa beschäftigt es sie, ob sie nie wieder sexuelle Genussfähigkeit haben können. Auch wenn ihre Partnerschaft oder Ehe intakt ist, fürchten manche Männer die Unzufriedenheit ihrer Frau oder Partnerin. So entstehen Ängste vor dem Verlassenwerden nach der Erkrankung. Oft gehen Ängste vor dem Alleinsein mit der Befürchtung einher, zu versagen und damit nicht mehr seinen Mann stehen zu können. Auch mag es Ängste vor der Ablehnung durch Freunde und Bekannte geben, weil diese den scheinbaren Verlust der Männlichkeit belächeln und abwerten könnten.

Zur Bewältigung der Belastungen durch eine Erektionsstörung sollten folgende Punkte berücksichtigt werden:
Am Anfang der Krankheitsverarbeitung steht die Erkenntnis, dass mit der Krebsoperation tatsächlich eine Körperfunktion und damit die bisher gewohnte Form der Sexualität verlorengegangen sind. Deshalb ist es normal und verständlich, traurig und enttäuscht zu sein. Der Verlust darf oder sollte daher eine Zeit des Trauerns auslösen. Darüber hinaus gilt es, Wege zu finden, wie man den Verlust der Erektion bewältigen kann. Oft steht am Anfang die Frage, wie bedeutsam die Erektionsstörung überhaupt ist.
 Der Patient muss lernen, sich zu vergegenwärtigen, dass sein Wert als Mann sicherlich von wesentlich mehr abhängt, als von seiner Erektionsfähigkeit. Die Selbst- und Fremdachtung als Mann wird auch von seiner Rolle als guter Lebenspartner, liebevoller Beschützer, guter Vater oder interessanter Freund bestimmt. Auch beruflicher Erfolg kann ganz wesentlich die Männlichkeit bestätigen. Ebenso können Leistungen in sportlichen oder gesellschaftlichen Aktivitäten zur Stärkung des männlichen Selbstwertgefühls beitragen. Machen Sie sich bewusst, wie viele Dinge Sie zum Mann machen.
Sowohl für den betroffenen Mann als auch für seine Partnerin verändert sich mit einer Erektionsstörung zwar die Sexualität, sie ist aber nicht für immer vorbei. Für den Mann wie auch für seine Partnerin gibt es weiterhin Möglichkeiten, Befriedigung zu finden. Wenn durch die Entfernung der Prostata bei einer Tumoroperation Erektion und Ejakulation (Samenerguss) verlorengehen, bleibt dennoch die Fähigkeit erhalten, einen Höhepunkt (Orgasmus) zu empfinden. Die Fähigkeit zum Empfinden lustvoller Berührungen geht in der Regel nicht verloren, und der ganze Körper bleibt ein sinnliches und potentiell sexuelles Organ. Sinnlichkeit und Erotik bestehen aus mehr als Geschlechtsverkehr; sie beinhalten den Einsatz aller Sinne, und diese sind mit der Operation nicht verloren gegangen! So können andere Wege der gegenseitigen Liebkosungen und des Austausches gegenseitiger Zärtlichkeiten und Zuneigungen entwickelt werden. Bei der Frau ist auch auf eine andere Weise als über das Eindringen des Gliedes in die Scheide eine Befriedigung zu erzielen, etwa über den Einsatz der Hände. Umgekehrt kann natürlich auch der Mann mit der Hand befriedigt werden, auch wenn es zu keiner Erektion mehr kommt. Hier sind der Phantasie zum Auspro-

bieren neuer Möglichkeiten des gemeinsamen Körperkontaktes und der gemeinsamen Befriedigung keine Grenzen gesetzt.

Die dargestellten Hilfsmittel (siehe Kap. 2.4) zur Erzeugung einer Erektion können bei der Suche nach neuen Formen der Sexualität natürlich eine wichtige Hilfe sein, um einen normalen Geschlechtsverkehr möglich zu machen. Manche Männer und auch manche Partnerinnen stehen dem Einsatz von solchen Hilfsmitteln skeptisch gegenüber. Sie schämen sich, so etwas zu benötigen oder glauben, „es gehört sich nicht". Manche mögen den Einsatz der Hilfsmittel als „eklig" empfinden. Oder sie fürchten, dass keine spontane und natürliche Sexualität mehr möglich ist. Durch das Erproben des individuell geeigneten Hilfsmittels – natürlich gemeinsam und in Einverständnis mit der Partnerin – können Sie Schamgefühle abbauen. Oder Sie „erfinden" für sich eine neue Form der Sexualität und suchen nach alternativen Wegen ohne Eindringen des Gliedes in die Scheide.

Für die Bewältigung der zugrundeliegenden Erkrankung ist ein völliger Rückzug aus sexuellen Kontakten eher hinderlich. Das Zurückkehren zu einer gewissen Normalität auch in diesem Bereich wird helfen, die Krankheit ins weitere Leben zu integrieren. Sich nach der Erkrankung wieder sexuellen Kontakten zu stellen, kann Versagensängsten entgegenwirken. Nur durch Ausprobieren kann man erfahren, dass trotz der Einschränkungen wieder eine sexuelle Genussfähigkeit möglich ist. Der Gedanke, „im Bett" nicht die erwartete Leistung zu bringen, wird eine entspannte Sexualität mit den gewünschten Funktionen tatsächlich erschweren oder gar verhindern. Versagensängste führen zu innerer Anspannung. Unter Anspannung kann aber kein Orgasmus entstehen, der ja gerade Ausdruck einer wohligen Entspannung ist. Daher ist es nötig, Anspannungen entgegenzuwirken. Dies wird mit der liebevollen und verständnisvollen Begleitung der Partnerin und nur dann geschehen, wenn sich der Mann nicht selbst unter Druck setzt. Öffnen Sie sich daher für positive Erfahrungen und gestehen sie sich ggf. auch einmal eine Fehlleistung zu. Nehmen Sie also wieder sexuellen Kontakt auf.

Über alle Bewältigungsversuche hinaus geht es möglicherweise doch darum, Abschied zu nehmen von einer wichtigen Körperfunktion. Womöglich ist es an der Zeit, das Ende eines (sexuell) erfüllten Lebensabschnittes zu akzeptieren. Die bisher gewohnte Art der Liebe und Erotik wird sich verändern. Aber fassen Sie Mut, nach einer Tumoroperation sexuelle Wünsche zuzulassen und ein neues intimes Zusammensein zu entwickeln. Das Motto heißt also: Es geht weiter, aber anders!

Welche Rolle spielt die Partnerin?

Ein wichtiger Aspekt bei der Bewältigung der psychischen Beeinträchtigungen durch eine Erektionsstörung ist die Einbeziehung der Partnerin. Eine verständnisvolle Haltung der Partnerin hilft, Hemmungen zu überwinden und zu einem liebevollen Zusammenleben zurückzufinden. Oft erlebt die Partnerin den Verlust der Erektionsfähigkeit des Mannes als weniger belastend als der Mann selber. Die Partner bewerten die operationsbedingte Erektionsstörung unter Umständen sehr unterschiedlich. Während für die Partnerin entscheidend ist, dass durch die Operation das Leben mit ihrem Mann gerettet worden ist, betrachten Männer möglicherweise nur das Versagen ihres Körpers. Viele Frauen sehen es in einer Partnerschaft als selbstverständlich an, sich auch in Krisenzeiten aufeinander verlassen zu können und versuchen daher, dem Partner bedingungslos beizustehen.

Möglicherweise unterscheiden sich auch die sexuellen Bedürfnisse bei Mann und Frau. Für manche Menschen nimmt die Wichtigkeit des Geschlechtsverkehrs mit dem Alter ab. Und ein zärtlicher Kontakt ist, wie beschrieben, weiter möglich. Oft befürchten betroffene Männer, von ihren Frauen wegen ihrer Erektionsunfähigkeit abgelehnt oder gar verlassen zu werden. Hier gilt es zu klären, ob diese Annahme auf einer subjektiven Befürchtung beruht oder ob sie tatsächlich die Haltung der Frau widerspiegelt. Möglicherweise ist sie eher eine Folge der eigenen Bewertung des Mannes und entspricht gar nicht der Meinung seiner Frau.

Das offene Gespräch Vielleicht verhält sich die Partnerin zurückhaltend, weil sie durch die Krankheit, die Operation und ihre Folgen verunsichert ist. Dies könnte der Partner als Ablehnung fehlinterpretieren. Nur ein offenes Gespräch zwischen beiden wird Klarheit über mögliche Missverständnisse bringen. Oft sind die eigenen Gefühle der Kränkung beim Mann die Ursache für unbegründete Vorstellungen von möglichen Reaktionen seiner Frau. Eine Überwindung des eigenen Minderwertigkeitsgefühls kann hier viel wichtiger sein als die (nur bedingt mögliche) Behebung der Erektionsstörung.

Die Partnerin ist in jedem Falle mit betroffen und reagiert auch in individueller Weise auf die Krankheit und ihre Folgen. Darüber gilt es, sich auszutauschen. Die Partnerin ist auch in die Auswahl der Hilfsmittel einzubeziehen. Führen Sie also eine gemeinsame Auseinandersetzung, um die oben beschriebenen alternativen Wege zu einer neuen Form der Sexualität und der Befriedigung der beiderseitigen Bedürfnisse zu erarbeiten.

Problematischer ist es sicher, wenn ein Patient zum Zeitpunkt seiner Erkrankung keine Partnerin hat. Die Partnersuche kann durch die Folgen der Erkrankung erschwert sein. Entsprechende Befürchtungen der betroffenen Männer sind verständlich. Fehlt die Vertrauensbasis einer langjährigen Beziehung, ist es nicht einfach, mit einer neuen Partnerin neue Wege der Sexualität nach der Tumoroperation zu entwickeln. Aber auch hier sollte sich der betroffene Mann klar machen, dass mit der Erektionsfähigkeit nicht sein Wert als Mann, liebevoller Mensch und Sexualpartner verloren gegangen ist. Auch Männer nach Tumoroperation sind weiter attraktiv für Frauen, da sich ihre Attraktivität nicht nur an der Erektionsfähigkeit festmacht. In der Praxis gibt es viele Männer, die auch mit den Folgen einer Tumoroperation eine neue Partnerin gefunden und mit ihr zusammen eine befriedigende Sexualität entwickelt haben.

Schmerzen

Sollten im Zusammenhang mit der Entfernung der Prostata langwierige Schmerzen entstehen, die nicht medikamentös beseitigt werden können, kann auch die Bewältigung dieser Schmerzen mit psychologischen Mitteln gefördert werden. Hier sind ablenkende Tätigkeiten oder mentale Strategien zur Ablenkung zu nennen. Die empfohlene Rückkehr in den Alltag kann hier bereits in diese Richtung wirken. Außerdem kann herausgearbeitet werden, welche Aktivitäten die Schmerzwahrnehmung lindern. Möglicherweise müssen auch Schmerz verstärkende Verhaltensweisen wie zum Beispiel eine körperliche Überforderung vermieden werden. Entsprechende Verhaltensweisen gilt es aufzuspüren. Hilfreich sind Phantasiereisen, mit denen sich der Betroffene bewusst von seiner Schmerzwahrnehmung abwenden kann. Sind die Schmerzen dafür zu stark, können auch Phantasiereisen angewendet werden, die sich auf die Schmerzen konzentrieren, um sie dann im Geiste umzugestalten und erträglicher zu machen. Zu jeder Schmerzwahrnehmung gehört in der Regel eine bildliche Vorstellung der Schmerzen, zu der man sich eine erleichternde Form ausmalen kann. Langwierige Schmerzen gehen oft mit belastenden Gedanken einher (wie z.B. „ich halte das nicht aus" oder „die Schmerzen bedrohen mich"). Solche Gedanken fördern negative Gefühle wie Hilflosigkeit oder Angst, die wiederum die Wahrnehmung der Schmerzen verstärken werden. Oft stehen sie im Zusammenhang mit früheren Lebenserfahrungen. Daher ist es sinnvoll, die negativen Gedanken zu hinterfragen oder zu entkräften. Hier kann das psychologische Gespräch neben der ärztlichen Beratung hilfreich sein.

8.1.2 Psychologische Unterstützung bei Problemen außerhalb der Krankheitsfolgen

Oft bestehen psychische Probleme und Konfliktsituationen schon vor der Erkrankung: z.B. familiäre Konflikte, soziale Isolation oder berufliche Belastungen und Unsicherheiten. Unter dem Leidensdruck durch die Krankheit können solche Belastungen oft schlechter verkraftet werden als vorher. Durch Sorgen um die Erkrankung und körperliche Beschwerden können die nervliche Belastbarkeit und Stabilität reduziert sein, die zur Bewältigung der Probleme nötig wären. Damit können diese Probleme umso bedrängender werden und umso schwerer zu verarbeiten sein. Möglicherweise entstehen durch die Krankheit auch neue Probleme im Umfeld, etwa wenn Angehörige mit den Auswirkungen und Einschränkungen durch die Erkrankung nicht fertig werden. Angehörige sind immer mit betroffen. Berufliche Probleme können natürlich auch durch krankheitsbedingte Leistungseinbußen entstehen.

Eine Veränderung der konfliktreichen Lebensbedingungen kann daher auch die Krankheitsbewältigung unterstützen. Vielleicht kann so der Erkrankung sogar ein gewisser Sinn zugeschrieben werden. Etwa wenn die Erkrankung dem Patienten geholfen hat, zu erkennen, wo Unzufriedenheiten oder krankmachende Lebensbedingungen schon länger bestanden haben. Möglicherweise verschieben sich durch die Erkrankung Bedeutungen und Ziele im Lebensumfeld, so dass die Probleme in einem anderen Licht erscheinen. Vielleicht werden neue Kräfte frei gesetzt, um das Leben umzugestalten. Möglicherweise nehmen Sie also die Krankheit zum Anlass, Ihr bisheriges Leben zu überdenken. Vielleicht nehmen Sie schon länger bestehende Ideen zur Änderung von Lebensbedingungen endlich in Angriff. Vielleicht steht aber auch am Ende Ihrer bisherigen Lebensbilanz die Feststellung, dass alles beim Alten bleiben soll.

Insgesamt kann also – auch mit Hilfe psychologischer Beratung – eine Neuorientierung nach der Erkrankung stattfinden, bei der nicht nur die krankheitsbedingten Einschränkungen bewältigt, sondern auch Veränderungen im Lebensumfeld durchgeführt werden.

8.2 Psychologische Schulungsprogramme

Verschiedene psychologische Schulungsprogramme helfen dabei, für die Krankheit bedeutsame Verhaltensweisen und Einstellungen zu verändern.

Schmerzbewältigung

Im Verlauf urologischer Erkrankungen oder in Folge ihrer Behandlung treten oft Schmerzen auf. Neben einer medizinischen Schmerzbehandlung kann mit Hilfe psychologischer Maßnahmen versucht werden, sich die Schmerzen erträglicher zu machen und einen Umgang mit ihnen im Alltag zu finden.

Stressbewältigung

Stressbelastungen und Probleme im Umfeld stehen einer positiven Krankheitsbewältigung entgegen. Wirksame psychologische Stressbewältigungsprogramme zeigen dem Patienten, wie er Belastungen z.B. in der Familie oder an der Arbeit reduzieren und Probleme lösen kann.

Schutzfaktoren

Gesundheit, das Gegenstück zu Krankheit, wird heute nicht mehr nur als Abwesenheit von Krankheit, sondern als Zustand körperlichen, seelischen und sozialen Wohlbefindens definiert. Mit dieser Definition geht einher, dass Gesundheit und Krankheit nicht mehr zwei sich ausschließende Kategorien sind – man ist nicht nur krank oder nur gesund –, sondern man kann sich trotz Krankheit wohl fühlen. Neben der Behandlung der Erkrankung geht es daher auch um das Fördern von körperlichem und seelischem Wohlbefinden. Sogenannte Schutzfaktoren sind persönliche Eigenschaften oder Verhaltensweisen, mit denen ein Betroffener sein Wohlbefinden aufrechterhalten und stärken kann. Diese gilt es bei einem Patienten zu entdecken oder neu zu entwickeln. Beispiele für das Wohlbefinden fördernde Einstellungen oder Verhaltensweisen sind Selbstvertrauen, Optimismus, seelische Widerstandsfähigkeit, aber auch einfach das Genießen von Hobbys oder Entspannung.

Raucherentwöhnung

Auch wenn man natürlich nie eindeutig entscheiden kann, ob eine Erkrankung durch das Rauchen verursacht wurde oder nicht, und es auch Raucher gibt, die niemals erkranken, so bestehen doch über die Schädlichkeit des Rauchens keine Zweifel. Rauchen ist eindeutig gesundheitsgefährdend. Es begünstigt in jedem Ausmaß die Entstehung verschiedener Erkrankungen. Auch bei der Entstehung urologischer Tumorerkrankungen spielt das Rauchen eine Rolle. So gibt es einen deutlichen Zusammenhang zwischen Rauchen und Nierenkarzinomen, Prostatakarzinom sowie Harnblasenkarzinomen. Nicht nur bei der Erstentstehung einer Krebserkrankung ist Nikotinkonsum ein bedeutsamer Faktor, auch das Wiedererkranken wird wahrscheinlicher, wenn das Rauchen nach der Erkrankung fortgesetzt wird. Es lohnt sich also auch nach bereits erlebter Krankheit, mit dem Rauchen aufzuhören. Bei anderen Erkrankungen, die nicht unmittelbar mit dem Nikotinkonsum in Zusammenhang stehen, mag ebenso der Entschluss reifen, das Rauchen aufzugeben, etwa um endlich gesünder zu leben. Auch hier kann professionelle psychologische Hilfe unterstützen.

Entspannung

Da psychische Belastungen und Stress einen Anteil an der Entstehung von körperlichen Beschwerden haben, ist es auch wichtig, zu lernen, wie man sich entspannt. Psychologische Entspannungstechniken helfen hier weiter. Sie fördern die Stressbewältigung und eine allgemeine Gelassenheit. Die zwei klassischen Entspannungsverfahren sind das Autogene Training nach Schultz und die Progressive Muskelentspannung nach Jacobson. Beim Autogenen Training wird über die Selbst-Suggestion (Selbst-Beeinflussung) entspannter Zustände eine Entspannungswirkung hervorgerufen. Die Progressive Muskelentspannung versucht, über körperliche An- und Entspannungsübungen der wichtigsten Körperteile zu einer seelischen Entspannung zu kommen. Da die Progressive Muskelentspannung (Muskelrelaxation) – abgekürzt PMR – konkreter und oft einfacher zu lernen ist, soll hier nur die PMR näher dargestellt werden.

Kann die PMR das Kontinenztraining unterstützen?

Das Entspannungsverfahren PMR hat den Vorteil, dass neben Entspannung auch die Wahrnehmung für körperliche (muskuläre) Spannungen gefördert werden kann. Mit dieser Eigenschaft ist die PMR in der urologischen Rehabilitation von besonderer Bedeutung. So unterstützt sie das Kontinenztraining. Durch die Anwendung der PMR lernt man, Muskelanspannungen und -entspannungen wahrzunehmen. Diese Fähigkeit ist im Kontinenztraining nützlich, wo es nicht zuletzt um das Erspüren des zu trainierenden Muskels und das gezielte An- und Entspannen der betreffenden Muskulatur geht.

Auf welche Zusammenhänge bezieht sich die PMR?

Ein Mensch, der seelisch angespannt ist, ist meist auch muskulär verspannt. Umgekehrt geht eine Lockerung der Muskulatur mit einem Ruhegefühl einher. Zwischen Körper und Psyche besteht ein Zusammenhang, der in beide Richtungen wirkt: Die Psyche beeinflusst den Körper, umgekehrt können körperliche Veränderungen Änderungen im seelischen Befinden hervorrufen. Ein stark aktivierter körperlicher Zustand ist mit bestimmten Körperreaktionen wie erhöhtem Blutdruck, erhöhtem Pulsschlag, erhöhter Atemfrequenz etc. verbunden; bei der Entspannung wird das Herz-Kreislauf-System dagegen „heruntergefahren", d.h. Blutdruck, Herz- und Atemfrequenz sinken, die Muskeln entspannen sich, die Durchblutung in Armen und Beinen wird gefördert. Diese physiologische (körperliche) Entspannungsreaktion wird vom Übenden wahrgenommen und als wohltuender Ruhezustand empfunden. Entspannung geht also mit messbaren körperlichen Veränderungen einher.

Welches Ziel verfolgt die PMR?

Mithilfe der PMR erreicht der Übende eine möglichst tiefgehende Entspannung, indem durch Entspannung der Willkürmuskulatur eine gleichsinnige Wirkung auf körperliche wie psychische Funktionen ausgeübt wird. Muskelgruppe für Muskelgruppe wird der ganze Körper entspannt, wodurch ein sehr tiefer Ruhezustand erreicht wird.

Wie wird die angestrebte Entspannung erreicht?

Die Entspannung der Muskulatur wird durch das vorhergehende Anspannen der Muskeln erreicht. Wird die Muskulatur kurz angespannt, haben die Muskeln die natürliche Tendenz, die Spannung wieder aufzugeben. Jeder Muskel ermüdet, wenn er starker Belastung ausgesetzt war. Diesen Ermüdungseffekt nach vorheriger Anspannung macht sich die PMR zunutze. Eine jeweilige Muskelgruppe wird also durch Loslassen vorheriger Anspannung entspannt. Progressiv bedeutet, dass die Entspannung schrittweise voranschreitend den ganzen Körper ergreift.

Sollen die Übungen langfristig durchgeführt werden?

Die PMR ist als ein Training zu verstehen, bei dem erst durch regelmäßiges Üben die gewünschten Entspannungswirkungen auftreten. Meist wird eine mehrwöchige Übungszeit mit täglichen Übungen notwendig sein.

In welcher Position wird das PMR ausgeübt?

Die Entspannungsübungen können in jeder bequemen Haltung (Liegeposition oder Sitzhaltung) durchgeführt werden. Das Üben im Sitzen kann problemlos im Alltag angewendet werden.

Kapitel 8 Psychologische Therapie

Gibt es noch weitere Tipps für das Üben?

Am besten üben Sie mit geschlossenen Augen, da man auf diese Weise einen großen Teil der Außenreize ausblenden und sich besser auf innere Vorgänge konzentrieren kann. Bei Angst, die Kontrolle über das Geschehen zu verlieren, können die Augen auch offen gelassen werden. Bei zunehmender Vertrautheit mit dem Übungsablauf wird es leichter werden, die Augen ohne Zwang zufallen zu lassen. Da durch die Entspannungsübungen der Körper von einem zuvor aktivierten Zustand auf einen entspannten Ruhezustand umschaltet, sollte man sich bei Beenden der Entspannung aus diesem wieder aktiv zurücknehmen. Dies erreicht man durch Anspannen von Armen und Beinen und tiefes Durchatmen; erst dann werden die Augen wieder geöffnet.

Am besten ist es, wenn Sie die PMR von einem ausgebildeten Fachmann lernen. Im Kapitel 10 finden Sie einen Literaturhinweis zu diesem Thema.

9 Operative Verfahren, die bei verbliebener Harninkontinenz eingesetzt werden können

Hat die bisher in diesem Buch dargestellte Therapie nach 12 Monaten keinen oder keinen zufriedenstellenden Erfolg gebracht, kann über eine operative Therapie nachgedacht werden. Die in diesem Kapitel aufgeführten kurzen Informationen können die Beratung durch einen in diesen Therapien erfahrenen Arzt nicht ersetzen, geben Ihnen aber einen ersten Überblick über die vorhandenen Möglichkeiten. Die Frage, welche dieser Therapieoptionen der Goldstandard ist, wird unter Experten noch kontrovers diskutiert.

Die hier angeführten Informationen beruhen nicht auf eigenen Erfahrungen, sondern sind den drei im Literaturverzeichnis aufgeführten Arbeiten entnommen.

„Bulking agents"

Bei diesem Verfahren werden sogenannte „bulking agents" (gelartige, collagene Substanzen) im relevanten Bereich eingespritzt. Die frühe Versagerrate dieser Therapie liegt jedoch bereits bei 50% und nimmt im weiteren Verlauf noch deutlich zu. Der Einsatz dieses Verfahrens sollte daher nur bei wenigen multimorbiden oder nicht narkosefähigen Patienten erwogen werden.

Stammzellen

Die Datenlage zu dieser Therapie ist bislang noch sehr widersprüchlich, so dass keine Empfehlung oder Einschätzung ausgesprochen werden kann.

Ballonsystem

Im Rahmen einer minimal-invasiven Operation werden adjustierbare Ballons (ProAct) in den Körper eingebracht. Zwei nachfüllbare Ballons werden neben die Harnröhre in der Nähe des Blasenhalses positioniert Sie führen nach Befüllung zu einer Kompression der Harnröhre. Es werden Kontinenzraten von bis zu 60% erzielt. Mögliche Komplikationen sind eine Schädigung der Harnröhre durch den Druck, das unerwünschte Verschieben der Ballons, ein Platzen der Ballons und eine Verletzung der Harnblase.

Schlingensysteme

In den letzten Jahren wurden minimal-invasive Schlingensysteme zur Behandlung einer verbliebenen Harninkontinenz beim Mann entwickelt. Die meisten Systeme beabsichtigen eine Kompression im relevanten Bereich der Harnröhre, ein System eine Stabilisierung des Unterleibes. Einige dieser Bänder können nachjustiert werden, andere nicht.

Die *„Argus-Schlinge"* bewirkt durch ein nachadjustierbares Silikonschaumkissen eine Kompression der Harnröhre. Die Erfolgsrate dieses Systems liegt bei ca. 80%.

Die *„Reemex-Schlinge"* ist eine nachjustierbare Kunststoffschlinge, die ebenfalls eine Kompression der Harnröhre bewirkt. Bei mehr als 80% der Patienten wurde eine Nachjustierung nötig. Die Erfolgsrate liegt bei etwa 65%.

Die *„InVance-Schlinge"* kann nicht nachjustiert werden. Sie bewirkt ebenfalls eine Kompression der Harnröhre. Die Erfolgsrate liegt bei ca. 80%.

Bei allen bisher genannten Schlingen kann es durch die permanente Kompression langfristig zu Schäden an der Harnröhre kommen.

Der *„AdVance-Schlinge"* liegt die Beobachtung zugrunde, dass es durch die Entfernung der Prostata und ihrer Bänder zu einer vermehrten Beweglichkeit im betroffenen Bereich kommt. Diese bedingt in einigen Fällen eine Lageveränderung des Schließmuskelsystems der Harnröhre. Durch die Schlinge kann diese Lageveränderung korrigiert werden. Vorraussetzung für den Erfolg der Maßnahme ist eine mobile Harnröhre und ein intaktes Schließmuskelsystem. Die Erfolgsrate liegt bei richtiger Indikation bei 80%. Komplikationen sind selten, eine Druckschädigung der Harnröhre ist nicht zu erwarten.

9 Operative Verfahren bei verbliebener Harninkontinenz

Der „künstliche Schließmuskel"

Bei einem nicht zu behebenden Defekt des Schließmuskels, oder wenn die Ursache der fortbestehenden Inkontinenz nicht aufzufinden oder nicht zu therapieren ist, kann über den Einbau eines künstlichen Schließmuskels nachgedacht werden. Dieser wird auch als artifizieller Sphinkter bezeichnet. Er besteht aus einer befüllbaren Manschette, ähnlich der eines Blutdruckmessgerätes, die um die Harnröhre gelegt wird. Eine kleine Pumpe befördert Flüssigkeit aus einem Reservoir auf Knopfdruck in die Manschette, wodurch die Harnröhre zugedrückt wird. Soll der Urin abgelassen werden, kann die Manschette entleert werden, um die Harnröhre frei zu geben. Das Flüssigkeitsreservoir wird meist im Bauchraum untergebracht, der Bedienungsknopf ist im Hodensack von außen zugänglich.

85 Prozent der Patienten, die an einer kompletten Inkontinenz leiden, benötigen nach dem Einbau eines künstlichen Schließmuskels nicht mehr als zwei Vorlagen pro Tag. Die Komplikationsrate liegt bei fast 30%. Diese Komplikationen können durch die Kompression der Harnröhre, durch eine „Abstoßungsreaktion" des Körpers, durch Infektionen und durch Defekte im Mechanismus des artifiziellen Schließmuskels bedingt sein.

10 Anhang

10.1 Anschlussheilbehandlung und stationäre Rehabilitation

Voraussetzung für die kompetente fachspezifische Rehabilitation von urologischen Erkrankungen ist eine eigenständige urologische Rehabilitationsabteilung oder eine unter urologischer Leitung stehende Rehabilitationsklinik. Natürlich müssen die instrumentellen Voraussetzungen für Diagnostik und Therapie für den Bedarfsfall vorhanden sein. Diese Voraussetzungen sollten bei der Auswahl einer urologischen Rehabilitationsklinik jeweils überprüft werden, weil die Indikation „Urologie" gelegentlich auch von urologisch inkompetenten Kliniken geführt wird.

Aktuelle Schwerpunkte der fachspezifischen urologischen Rehabilitation mit einer hohen therapeutischen Dichte, d.h. mit vielen Anwendungen, sind stationäre Anschlussheilbehandlungen (AHB) bzw. Anschlussrehabilitationen (AR) unmittelbar im Anschluss an einen operativen oder konservativen Aufenthalt in einer Akutklinik und die stationäre urologische Rehabilitation. Diese Therapiemaßnahmen unterscheiden sich deutlich von der alten Badekur mit wenigen Arztkontakten und relativ wenigen, unspezifischen Anwendungen.

Die AHB

Ziel der AHB ist eine schnelle Wiedereingliederung des Patienten in das Alltags- und Berufsleben. Dies gelingt zum einen durch Verringerung der spezifischen postoperativen urologischen Beschwerden, zum zweiten durch Steigerung der körperlichen Fitness und Belastbarkeit sowie durch Stärkung und Stabilisierung des psychischen Zustandes. Darüber hinaus sollen riskante Verhaltensfaktoren der Patienten erkannt und durch gezielte Schulungen verhindert werden.

Die AHB sollte sich schnell, möglichst innerhalb von 14 Tagen nach Entlassung, an den Krankenhausaufenthalt anschließen. Die Frühmobilisation muss so weit fortgeschritten sein, dass der Patient sich selbstständig anziehen, ohne fremde

10.1 Anschlussheilbehandlung, stationäre Rehabilitation

Hilfe essen und sich waschen kann. Eine Beweglichkeit zumindest auf Stationsebene sollte gegeben sein. Andernfalls können die erforderlichen Anwendungen nicht in ausreichendem Umfang durchgeführt werden.

Seit Anfang 1997 wird ein einheitlicher AHB-Antragsvordruck und Befundbericht für die im Verband Deutscher Rentenversicherungsträger zusammengefassten Versicherungen verwendet. Der AHB-Antragsvordruck wird dem Patienten bereits in der Akutklinik zum Ausfüllen ausgehändigt.

Bei u.a. folgenden Erkrankungen ist eine Anschlussheilbehandlung direkt nach operativer oder konservativer stationärer Akuttherapie angezeigt:
- Prostatakarzinom, Harnblasenkarzinom, Nierenkarzinom, Hodentumor, seltenere bösartige und gutartige urologische Tumoren
- komplizierte Verläufe nach Harntraktoperationen (Inkontinenztherapie, Harnsteinsanierung, plastische Eingriffe)
- schwere Urogenitalinfektionen
- Nierentransplantation
- urologische Probleme bei nephrologischen Krankheitsbildern.

Bei Patienten der Deutschen Rentenversicherung Bund (früher BfA), der Barmer Ersatzkasse und Privatpatienten kann die Anschlussheilbehandlung/Anschlussrehabilitation direkt von der Akutklinik in die Wege geleitet werden. Bei den anderen Kostenträgern (andere Rentenversicherungsträger und Krankenkassen, Sozialamt) erfolgt die Zuweisung zur Klinik nach Beantragung der AHB/AR beim Kostenträger. Der Patient und auch die Akutklinik können hier aber Einfluss nehmen, indem sie bestimmte Wünsche und Vorstellungen äußern. Hier sollte dringend eine fachspezifische und kompetente urologische Rehabilitationsklinik empfohlen werden. Falls über die Indikation Unsicherheit besteht, kann mit den jeweiligen Kostenträgern oder der Klinik Rücksprache genommen werden.

Die stationäre Rehabilitation

Im Gegensatz zur AHB/AR erfolgt die Zuweisung zur stationären Rehabilitation immer über den Kostenträger. Den Antrag beim Kostenträger stellt in der Regel der Urologe. Bei Antragstellung zur stationären Rehabilitation sollte neben der ausführlichen Beschreibung der Symptome und Beschwerden des Patienten sowie des Krankheitsbildes der Passus nicht fehlen, dass nach Ausschöpfen aller ambulanten therapeutischen Möglichkeiten kein wesentlicher Therapieerfolg erzielt werden konnte und die Selbstversorgung oder auch – falls dies zutrifft – die Arbeitsfähigkeit des Patienten ohne Rehabilitation gefährdet sind.

Bei bösartigen Erkrankungen (Tumorerkrankung, Krebserkrankung) besteht nach der akuten Behandlung (Operation, Bestrahlung, Chemotherapie) wie bereits beschrieben die Möglichkeit, unmittelbar im Anschluss an die stationäre Behandlung eine sogenannte Anschlussheilbehandlung oder Anschlussrehabilitation in einer fachspezifischen Rehabilitationsklinik in Anspruch zu nehmen. Diese Tatsache ist allgemein bekannt und wird auch von etwa 80% der betroffenen Patienten wahrgenommen. Weniger bekannt und weniger häufig genutzt (35%) ist die Möglichkeit, im ersten und zweiten Jahr nach der akuten Behandlung erneut eine stationäre Rehabilitation auf Grund der Krebserkrankung zu beantragen. Diese Rehabilitation wird allerdings vom zuständigen Kostenträger nur unter bestimmten Voraussetzungen genehmigt:

▷ Der Urologe am Heimatort oder auch der Hausarzt stellt einen entsprechenden Antrag für eine stationäre Rehabilitation an den jeweiligen Kostenträger. Für die erste Nachsorgerehabilitation nach der AHB muss der Antrag innerhalb eines Jahres gestellt werden, letzter Einreichungstag ist Tag und Monat des Operationsdatums!
▷ Dieser Rehabilitationsantrag beinhaltet die genaue Angabe der beim Patienten noch vorliegenden Beschwerden.
▷ Diese Angaben können sich auf körperliche oder auch seelische Beschwerden beziehen.
▷ Falls eine Rehabilitation in einer speziellen urologischen Rehabilitationsklinik angestrebt wird, sollte dies im Antrag mit erwähnt werden, denn der Patient hat ein gesetzlich verbrieftes Wunsch- und Wahlrecht bei der Auswahl der Rehabilitationsklinik..

Beispiele für Gründe einer sinnvollen erneuten Rehabilitation sind weiterhin bestehende Harninkontinenz, körperliche Beschwerden, die sich bei Alltagsaktivitäten noch verstärken oder zumindest auf hohem Niveau bleiben sowie ausgeprägte psychische Probleme.

Die Rehabilitationsklinik sollte gemäß den Richtlinien des Arbeitskreises Rehabilitation urologischer und nephrologischer Erkrankungen der Akademie der Deutschen Urologen folgenden Richtlinien entsprechen:

▷ Abteilung mit mindestens 30 urologischen Betten
▷ vollschichtige Beschäftigung von mindestens zwei Fachärzten für Urologie mit Erfahrung in der Behandlung, Nachsorge und Rehabilitation urologischer Erkrankungen unter besonderer Berücksichtigung des Managements von Fachkomplikationen

▷ leitender Physiotherapeut mit mindestens zweijähriger Erfahrung in der Behandlung urologischer Patienten
▷ Stellenschlüssel: 20 Patienten pro Physiotherapeut
▷ für 90 Patienten 1 Psychologe
▷ für jeweils 250 Patienten 1 Sozialberater/Sozialarbeiter, Ergotherapeut und Beschäftigungstherapeut
▷ für jeweils 30 Patienten 1 Masseur/medizinischer Bademeister
▷ für jeweils 130 Patienten 1 Diplomsportlehrer.

Wichtige diagnostische Vorraussetzungen sind:
▷ Blut- und Urinuntersuchung einschließlich Urinzytologie
▷ Urosonographie einschließlich Endosonographie
▷ Dopplersonographie
▷ urologische Endoskopie einschließlich Videozystoskopie
▷ Uroradiologie
▷ großer urodynamischer Messplatz
▷ Option für Akutintervention.
(Alle diese Untersuchungsmethoden ausreichend zu erklären, würde den Rahmen dieses Buches sprengen. Wenden Sie sich bei Fragen bezüglich der Zuweisung zu einer Rehabilitationsklinik bitte an Ihren Urologen.)

Zusammenfassend sind die Anschlussheilbehandlung und die stationäre Rehabilitation bei Patienten mit urologischen Erkrankungen in fachlich kompetenten Händen effektive und auch ökonomische Maßnahmen zur langfristigen Rehabilitation der betroffenen Patienten. Außerdem wird nach der Rehabilitationsmaßnahme von den Patienten die in der Regel deutlich verbesserte Lebensqualität besonders betont. Aus all diesen Gründen sollte die Rehabilitation bei urologischen Erkrankungen unter fachurologischer Betreuung im vermehrten Umfang eingesetzt werden.

10.2 Selbsthilfegruppen

Urologische Rehabilitationskliniken und Selbsthilfeorganisation haben viele Berührungspunkte. Beide Institutionen möchten u.a. die Kenntnisse der betroffenen Patienten verbessern, eine Lebensumstellung mit dem Ziel einer verbesserten Immunsituation herbeiführen und die Ängste der Patienten verringern oder beseitigen. Da im Bereich der Urologie spezifische Probleme, wie erektile Dysfunktion und Harninkontinenz vorkommen, lassen sich derartige Kontakte am besten zwischen fachspezifischen urologischen Rehabilitationskliniken und auf die bestimmten urologischen Probleme oder Krankheitsbilder ausgerichteten Selbsthilfegruppen herstellen.

Man kann im Prinzip im Bereich der Urologie zwei Arten von Selbsthilfegruppen unterscheiden. Die eine Gruppe hat eher eine Fördervereinstruktur, bei der neben der Betreuung der Betroffenen (durch Expertenberatung und Gedankenaustausch der Patienten untereinander) eine wissenschaftliche Begleitung sowie eine stärkere Bekanntmachung der Erkrankung – auch in der wissenschaftlichen Literatur – Ziele sind.

Neben diesen großen urologischen Selbsthilfegruppen gibt es kleinere, bisher kaum überregional auftretende Selbsthilfegruppen zu Krankheitsbildern wie Harnblasenkrebs, Blasenexstrophie, Zystennieren, Hypospadie und Prostatitis. Im Folgenden werden die wichtigsten Selbsthilfegruppen kurz vorgestellt:

Bundesverband Prostatakrebs-Selbsthilfe (BPS)

Hierbei handelt es sich um einen Zusammenschluss von über 130 bundesweit aktiven Selbsthilfegruppen. Hauptziele sind die Verbesserung der Früherkennung von Prostatakrebs, umfassende Information der Betroffenen, z.B. zu Diagnose- und Therapiemöglichkeiten, wie auch zur Anschlussheilbehandlung sowie die Unterstützung von Erkrankten und ihren Familien in den örtlichen Selbsthilfegruppen und die Neugründung von Selbsthilfegruppen. Dabei erfolgt eine Zusammenarbeit mit Urologen und Onkologen, der Deutschen Krebshilfe, der Deutschen Krebsgesellschaft sowie anderen Organisationen im Gesundheitswesen. Der Bundesverband pflegt internationale Kontakte, betreibt Öffentlichkeitsarbeit und vertritt berechtigte Interessen und Forderungen von Betroffenen gegenüber Verwaltungsorganen und der Politik. In den Selbsthilfegruppen erfolgt ein intensiver Erfahrungsaustausch und gegenseitige, auch emotionale Unterstützung.

Kontaktadresse:
BPS e.V. im Haus der Krebshilfe
Thomas-Mann-Str. 40, 53111 Bonn
Tel. 0228-33889-500, Fax 0228-33889-510,
E-mail: info@prostatakrebs-bps.de,
Internet: www.prostatakrebs-bps.de.

Deutsche Kontinenzgesellschaft e.V. (DKG)

Die Deutsche Kontinenzgesellschaft e.V. wurde im November 1987 noch unter dem Namen Gesellschaft für Inkontinenzhilfe e.V. (GIH) als gemeinnütziger Verein mit der Zielsetzung gegründet, die „peinliche" Erkrankung Inkontinenz aus der Tabuzone zu holen, in das Licht der Öffentlichkeit zu bringen und so den Weg frei zu machen für eine verbesserte Diagnose und Behandlung. Sie hat aktuell ca. 40 über das Bundesgebiet verteilte Selbsthilfegruppen.

Kontaktadresse:
Deutsche Kontinenzgesellschaft e.V.
Friedrich-Ebert-Str. 124, 34119 Kassel
Tel. 0561-780604, Fax 0561-776770,
E-mail: info@kontinenz-gesellschaft.de,
Internet: www. kontinenz-gesellschaft. de.

Selbsthilfe-Bund Blasenkrebs e.V.

Thomas-Mann-Straße 40, 53111 Bonn
Tel. 0228 33889 150, Fax 0228 33889 155
Internet: www.blasenkrebs-shb.de

10.3 Vorsorgeuntersuchungen und Warnsignale

Das Thema Vorsorge gehört eigentlich nicht in ein Buch über urologische Rehabilitation. Da das Thema aber allgemein und auch im Zusammenhang mit dem möglichen Auftreten einer Krebserkrankung an anderer Stelle von herausragender Wichtigkeit ist, haben wir uns entschlossen, einige kurze Hinweise mit aufzunehmen.

Generell gelten die drei folgenden Grundregeln:
▷ Achten Sie auf Warnzeichen Ihres Körpers.
▷ Gehen Sie zur Krebsvorsorgeuntersuchung.
▷ Achten Sie auf Ihre Gesundheit – Sie haben nur eine.

Wir möchten zwei einfache Möglichkeiten der Vorsorgeuntersuchung kurz darstellen.

Hodenselbstuntersuchung

Durch eine einfache Selbstuntersuchung, die nur drei Minuten dauert und einmal im Monat durchgeführt wird, kann man einen der Tumoren entdecken, der bei Männern zwischen 15 und 34 Jahren am häufigsten vorkommt. Wenn Hodenkrebs früh entdeckt wird, ist er der am besten zu behandelnde Tumor überhaupt. Sie sollten bei der Selbstuntersuchung den Hoden langsam unter Gebrauch beider Hände zwischen Daumen und den Fingern hindurch rollen lassen. Dabei sollte ein leichter Druck ausgeübt werden. Suchen Sie insbesondere nach harten, schmerzlosen Knoten. Die beste Zeit für die Selbstuntersuchung ist während der Dusche oder nach einem warmen Wannenbad. Führen Sie die Selbstuntersuchung bei eingeseifter Haut durch, dann können Sie sich noch leichter auf die Gewebeeigenschaften in der Tiefe konzentrieren. Außerdem ist die Haut nach der Wärme eines Bades entspannt, was die Untersuchung erleichtert.

Abtasten von Prostata und Enddarm vom After her

Eine schnelle Untersuchung, die einmal pro Jahr von einem versierten Arzt durchgeführt wird, kann zwei der häufigsten Krebserkrankungen beim Mann über 40 Jahren feststellen. Dabei wird der Zeigefinger in den After eingeführt, um höckerige Knoten der Prostata oder ein Tumorwachstum im Enddarm festzustellen. Außerdem wird der Stuhlgang chemisch auf Blut untersucht.

Diese einfachen Möglichkeiten zur Vorsorgeuntersuchung wollen wir durch die Aufzählung einiger Warnsignale ergänzen, die Sie beachten sollten. Nicht alle betreffen den Bereich der urologischen Krebserkrankungen, sind aber von allgemeiner Wichtigkeit.

Warnsignale für Krebserkrankungen

Allgemeine Symptome
- ▷ unklarer Gewichtsverlust
- ▷ Appetitlosigkeit, Aversion gegen Fleisch
- ▷ Leistungsminderung
- ▷ Fieber
- ▷ Nachtschweiß.

Brustkrebs (selten auch bei Männern)
- ▷ Knoten im Bereich der Brustdrüsen.

10.3 Vorsorgeuntersuchungen und Warnsignale

Enddarmkrebs
▷ schwarzer oder blutiger Stuhlgang
▷ Veränderung der Gewohnheiten beim Stuhlgang.

Gebärmutterkrebs
▷ Blutungen außerhalb normaler Monatsblutungen oder blutig-bräunlicher Ausfluss außerhalb normaler Monatsblutungen, nach den Wechseljahren oder nach dem Geschlechtsverkehr.

Harnblasen-/Harntraktkrebs
▷ Blut im Urin.

Hautkrebs
▷ nicht heilende oder verlängert blutende Hautwunden oder Geschwüre
▷ veränderte (vergrößert oder verfärbt) oder nässende Muttermale bzw. Warzen.

Hodenkrebs
▷ Schwellungen im Hodensack
▷ Knoten und Schweregefühl im Hodensack.

Lungen/Bronchienkrebs
▷ Dauerheiserkeit
▷ Dauerhusten
▷ nicht verschwindende chronische Atemwegsentzündungen
▷ anhaltende Schluckbeschwerden.

Lymphknotenkrebs
▷ Knoten und Verdickungen in oder unter der Haut (Hals, Achsel, Leiste).

Mundhöhlenkrebs
▷ farbliche Veränderungen der Schleimhaut im Mund
▷ Wunden im Mund, die nicht abheilen.

Prostatakrebs
▷ erschwertes Wasserlassen
▷ häufiges Wasserlassen
▷ Brennen beim Wasserlassen
▷ Blut oder Eiter im Urin oder im Samen.

Falls Sie eines oder mehrere dieser Zeichen beobachten, suchen Sie bitte sofort den Arzt Ihres Vertrauens auf. Häufig handelt es sich um harmlose Veränderungen. Wenn doch eine ernste Erkrankung vorliegen sollte, ist bei frühzeitiger Behandlung die Chance einer vollständigen Heilung am besten.

10.4 Glossar

Beckenbodenmuskulatur	ein System, das aus mehreren Muskeln besteht, die den unteren Beckenausgang verschließen
Belastungsinkontinenz	früher Stressinkontinenz. Durch körperliche Belastungen tritt ein ungewollter Urinverlust auf
B-Lymphozyten	weiße Blutkörperchen, die wichtige Funktionen bei der Immunabwehr übernehmen
Chemozystitis	Blasenentzündung nach einer Chemotherapie
Enuresis	Bettnässen, überwiegend nachts
Enzyme	Biokatalysatoren (Eiweißstoffe), die chemische Reaktionen beschleunigen
Fistel	nicht natürliche Verbindung zwischen Körperhöhlen bzw. Hohlorganen oder der Haut
Grundtonus	Spannung in der Muskulatur, die ohne bewusste Aktivierung besteht
Harninkontinenz	unfreiwilliger Abgang von Urin
Konditionierung	Herbeiführung einer bestimmten Reaktion als Folge eines Lernprozesses
Kontinenz	die Fähigkeit, Urin oder Stuhl durch willkürliche Kontrolle zurückzuhalten
Makrophagen	Zellen, die Fremdkörper, Bakterien, Mikroorganismen u.a. aus dem Köper entfernen helfen
Metastase	Tochterabsiedelung von Krebsgeschwüren oder Entzündungsherden im Körper, als Folge der Verschleppung bestimmter Faktoren aus einem primären Krankheitsprozess an anderer Stelle im Körper entstandener sekundärer Krankheitsherd

10.4 Glossar

Miktionsprotokoll	Protokollierung der Anzahl der Harnblasenentleerungen und der Urinmenge
Neuromuskulär	Nerven und Muskulatur betreffend
NK-Zellen	natürliche Killerzellen, Bestandteil des Immunsystems
Palliativ	gegen die Symptome, aber nicht gegen die Ursache gerichtete Behandlung
Peripheres Nervensystem	die Bestandteile des Nervensystems, die nicht im Gehirn und Rückenmark liegen
Physiologie	Lehre von den normalen Lebensvorgängen im Organismus
Physiotherapie	Früherer Begriff: Krankengymnastik
Plastizität	Fähigkeit zur Veränderung
PNF	spezielle Behandlungstechnik der Physiotherapie auf neurophysiologischer Basis; **P**ropriozeptive **N**euromuskuläre **F**azilitation, Verbesserung der Bewegungsabläufe durch bewusstes Erspüren der Aktivierung von Nerven und Anspannen der Muskulatur
Radiozystitis	Blasenentzündung, die durch eine Strahlentherapie hervorgerufen wurde
Sensomororisches Training	Übungen, die den Informationsaustausch zwischen Gehirn und Muskulatur verbessern
Sonographie	Ultraschalluntersuchung
Sympathikus	Teil des unbewusst arbeitenden vegetativen Nervensystems mit meist erregender Funktion auf die Organe
Tonus	im dargestellten Zusammenhang: Spannungshöhe oder Anspannungsgrad
Triggerpunkte	kleine bindegewebige Knötchen in der Muskulatur, die auf Druck bei Schmerzpatienten schmerzen können und bei anderen Patienten Reaktionen wie eine Beeinflussung der Muskelspannung hervorrufen

Urethradruckprofilmessung	spezielle Untersuchungsmethode, bei der der Druck des Schließmuskelsystems in der Harnröhre gemessen wird
WHO	World Health Organisation, Weltgesundheitsorganisation
Zentrales Nervensystem	Gehirn und Rückenmark
Zystoskopie	Blasenspiegelung

10.5 Weiterführende Literatur

Das vorliegende Buch wurde vorwiegend für Patienten geschrieben. Wir haben daher auf die in wissenschaftlichen Arbeiten übliche Form kompletter Literaturangaben verzichtet. Wir möchten in diesem Kapitel dem interessierten Leser aber dennoch gezielte Hinweise zu weiterführender Literatur geben. Einige der aufgeführten Bücher sind jedoch für den medizinischen Laien nicht leicht zu lesen, da sie viele Fremdwörter enthalten und Fachwissen voraussetzen.

Die Literaturhinweise sind nach Kapiteln geordnet. Für einige Themen können wir keine ergänzende Literatur empfehlen. Diese Kapitel sind nicht aufgeführt. Wir hoffen Ihnen so ein schnelles Auffinden speziell der Literatur zu ermöglichen, die Sie thematisch besonders interessiert.

Besonders möchten wir die Informationsangebote der Deutschen Krebshilfe e.V. und der Deutschen Krebsgesellschaft e.V. empfehlen. Neben der Information über das Internet ist es möglich, schriftliche Informationen und DVDs kostenlos anzufordern. Dem Informationsmaterial liegt in der Regel ein Überweisungsträger bei, mit dem die genannten Institutionen um eine freiwillige finanzielle Spende zur Unterstützung ihrer Arbeit bitten.

Deutsche Krebshilfe e.V.
Thomas-Mann-Str. 40, 53111 Bonn
Tel.: 0228-72 99 0 – 0, Fax: 0228-72 99 0 – 11
E-Mail: deutsche@krebshilfe.de

10.5 Weiterführende Literatur

Deutsche Krebsgesellschaft e.V.
Steinlestr. 6, 60596 Frankfurt/M.
Tel.: 069-63 00 96 – 0, Fax: 069-63 00 96 – 66
E-Mail: service@krebsgesellschaft.de
Internet: www.krebsgesellschaft.de

„Die blauen Ratgeber"
001   Ihr Krebsrisiko
017   Prostatakrebs
018   Blasenkrebs
019   Nierenkrebs
040   Wegweiser zu Sozialleistungen
042   Hilfen für Angehörige
043   Patienten und Ärzte als Partner
046   Ernährung bei Krebs
050   Krebsschmerzen wirksam bekämpfen
051   Fatigue – Chronische Müdigkeit bei Krebs
057   Palliativmedizin

„Präventionsratgeber"
Gesundheit im Blick
Gesunden Appetit! – Ernährung
Richtig Aufatmen – endlich Nichtraucher

„Präventionsfaltblätter"
Ratsam – 10 Tipps gegen den Krebs
Früherkennung auf einen Blick
Appetit auf Gesundheit – Ernährung
Endlich Aufatmen! – Nichtrauchen

DVDs
Krebstherapien
Krebs bei Männern
Fatigue
Leben mit Krebs
Prävention und Früherkennung von Krebs

Weitere Informationen zu Krankheitsbildern, die nicht in den Bereich der urologischen Rehabilitation fallen, finden Sie über die oben genannten Kontaktmöglichkeiten.

Weiterführende Literatur zu einigen Kapiteln des vorliegenden Buches

Kapitel 3

Hettinger, T.: Isometrisches Muskeltraining; 6. Aufl., ecomed Verlag, Landsberg 1993

Ide, W., Murnik, M. Vahlensieck, W.: Kontinenztraining nach radikaler Prostatektomie. Z f Physiotherapeuten 51 (1999) 12, S. 2100–2104

Ide, W., Gilbert, T., Kollenbroich, O., Vahlensieck, W.: Lässt sich von der EMG-Ableitung der Beckenbodenmuskulatur auf den Schweregrad der Inkontinenz des Mannes schließen? Z F Physiotherapeuten 54 (2002) 4, S. 584–589

Ide, W., Vahlensieck, W.: Die Harninkontinenz beim Mann; 2. Aufl., Pflaum Verlag, München 2003

Kapitel 4

Sommer, F.: Vigorobic; 1. Auflage, Meyer u. Meyer Verlag, Aachen, 2000

Kapitel 5

Bös, K., Brehm, W.: Gesundheitssport – Ein Handbuch; 1. Auflage, Hofmann Verlag, Schorndorf 1998

Gabriel, H. H. W.: Sport und Immunsystem; 1. Auflage, Hofmann Verlag, Schorndorf 2000

Hottenrott, K., Zülch, M.: Ausdauertrainer Fitness und Gesundheit; 1. Auflage, Rowohlt Verlag, Reinbek 2004

Liesen, H., Baum, M.: Sport und Immunsystem; 1. Auflage, Hippokrates Verlag, Stuttgart 1997

Pape, D., Schwarz, R., Gillessen, H.: Gesund, Vital, Schlank; 1. Auflage, Deutscher Ärzte-Verlag, Köln 2001

Schricker, C., Eichinger, W., Lange, R.: Walking; 1. Auflage, BLV Verlag, München 2003

Zimmermann, K.: Gesundheitsorientiertes Muskelkrafttraining; 1. Auflage, Hofmann Verlag, Schorndorf 2000

Kapitel 8

Ohm, D.: Progressive Relaxation: Tiefenmuskelentspannung nach Jacobson; Einführung und Übungen; Kombinationsmöglichkeiten mit dem Autogenen Training; Trias – Thieme Verlag, Stuttgart 1992.

Kapitel 9

Amend, B., Reisenauer, C., Stenzl, A., Sievert, K.-D.: Therapie der Belastungsharninkontinenz bei Frau und Mann; Der Urologe 9 (2009), S. 1059–1067

Bauer, R. M., Mayer, M. E., Gratzke, C., Soljanik, I., Bastian, P. J., Stief, C. G., Gozzi, C.: Harninkontinenz nach radikaler Prostatektomie; Der Urologe 9 (2009) S. 1044–1049

Djakovic, N., Huber, J., Nyarangi-Dix, J., Hohenfellner, M.: Der artifizielle Sphinkter für die Inkontinenztherapie; Der Urologe 4 (2010) S. 515–524

Sachverzeichnis

A
AdVance-Schlinge 128
AHB 130
Akupressur 47
Anschlussheilbehandlung 130
Anstrengungsgefühl 82
Argus-Schlinge 128
Atmung 82
Ausdauertraining 80, 86

B
Ballonsystem 128
Beckenbodengymnastik 28, 29
Beckenbodenmuskulatur 70
Belastungsharninkontinenz 13
Beweglichkeit 98
Bewältigungsziele 113
biochemische Effekte 102
Biofeedback 53
Biofeedbackgeräte 53
Blasenempfinden 18
Blasenfüllung 46
Blasenschließmuskel 30
Blasentraining 47
Blasentraining, Praxis 47
Bodenreaktionskraft 81
Borg-Skala 83
bulking agents 127

C
Cialis 23

D
Darmersatzblase 18
Dauerkontinenz 43
Dranginkontinenz 13
Dranginkontinenz, motorische 14
Dranginkontinenz, sensorische 13
Dysfunktion, erektile 22

E
Effekte auf das Immunsystem 103
Elektromyographie 12, 53
Elektrostimulation 56
Elektrotherapie 53, 56, 104
energetische Effekte 103
Entspannung 124
Enuresis 15
Enuresis (nocturna) 15
erektile Dysfunktion 22
Erektion 21
Erektionsstörungen 20, 69, 117
Erektionsstörungen, Ursachen 22
Ernährung 106
Ernährungsfehler 108
Ersatzblase 17
extraurethrale Inkontinenz 14

F
Fahrradfahren 67
Fatigue-Syndrom 74
Fettverbrennung 88

G
Gefäßoperationen 26
Gelenkbelastung 81
Gesamtenergieverbrauch 89
Gesundheitssport 94
Gleichgewicht 96

H
Harnblasendruckmessung 11
Harnblasenkarzinom 17
Harninkontinenz 10, 31
Harninkontinenz, Formen 13
Harnröhrendruckprofil 13
Harnröhrenschließmuskel 30
Harnstrahlmessung 11
Harnwegsinfektion 11
Herzfrequenz, maximale 84
Hodenselbstuntersuchung 136
Hormonbehandlung 16
Hormone 23

Sachverzeichnis

I
Immunsystem 86
Impotenz 20
Inkontinenz 115
intrinsisches Training 46
InVance-Schlinge 128

K
Kamillesitzbäder 105
Kohlensäurebad 105
Konditionierung 50
Kontinenztraining 28, 29, 32, 57
Kraftausdauer 43
Krafttraining 37, 42, 76
Krafttraining, Praxis 44
Krankheitsbewältigung 111
Krebsdiät 106
Krebserkrankungen 15
Körpergewicht 94
künstlicher Blasenersatz 116
künstlicher Schließmuskel 129

L
Lebensqualität 113
Leistungssport 94
Levitra 23

M
Manuelle Therapie 53
Massage 101
maximale Herzfrequenz 84
mechanische Effekte 102
medizinische Bäder 105
Miktionskurve 11
Miktionsprotokoll 11
Mobilisation 96
Moorbad 105
motorische Dranginkontinenz 14
MUSE 24

N
Nachtröpfeln 67
Neoblase 17, 18, 116

O
operative Verfahren 127
Orgasmusfähigkeit 22

P
Pad-Test 10
Partnerschaft 120
pflanzliche Präparate 23
Prostataentfernung 15
Prostatakarzinom 15
psychische Faktoren 110
psychologische Effekte 103
psychologische Schulungsprogramme 123
psychologische Unterstützung 122
Psychoonkologie 112
Pulsfrequenz 83

R
radikale Prostataentfernung 15
Raucherentwöhnung 123
Reemex-Schlinge 128
reflektorische Effekte 103
Reflexinkontinenz 14
Rehabilitation, stationäre 130
Röntgenuntersuchungen 11

S
Schließmuskelanspannung 11
Schließmuskelsystem 29
Schlingensysteme 128
Schmerzbewältigung 123
Schmerzen 121
Schulungsprogramme 123
Schutzfaktoren 123
Schwellkörperprothesen 27
Selbsthilfegruppen 133
sensomotorisches Training 37
sensomotorisches Training, Praxis 39
sensorische Dranginkontinenz 13
SKAT 25
Stammzellen 128
stationäre Rehabilitation 131
Strahlenbehandlung 16
Stressbewältigung 123
Sturzprävention 96
Säure-Basen-Haushalt 18

T

Testosteronmangel 23
Therapieziele 74
Trainingsdauer 85
Trainingsherzfrequenz 84
Trainingsintensität 82
Trainingspläne 61
Trainingswirksamkeit 85
Trainingshäufigkeit 85
Transrektaler Ultraschall 55

U

Überlaufinkontinenz 14
Übungen 70, 71, 78
Ultraschalluntersuchung 11
Urodynamik 11
Uroflowmetrie 11

V

Vakuumerektionshilfen 26
Viagra 23
Videoendoskopie 54
Vitamintabletten 108
Vorlagentest 10
Vorsorge 135

W

Warnsignale 135, 136
Wechselbäder 105
Wirbelsäulenbelastung 82

Z

Zystomanometrie 11

Kliniken **Hartenstein** Bad Wildungen

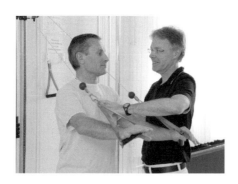

Wolfgang Ide
Sportlehrer und Leiter der Abteilung
Physiotherapie der Klinik Wildetal
ein Haus der Kliniken Hartenstein
GmbH & Co KG

Erfahrene Hilfe bei Inkontinenz

Die Hartenstein-Klinik Wildetal ist eine Fachklinik für uroonkologische, urologische und orthopädische Anschlussheilbehandlung und Rehabilitation.

Ein Schwerpunkt unseres Behandlungsspektrums ist die individuelle Betreuung bei einer vorliegenden Inkontinenzproblematik.

Wir führen Heilmaßnahmen mit Anerkennung der führenden Leistungsträger durch. Für Selbstzahler erstellen wir gerne individuelle Angebote.

Wir informieren Sie gern und unverbindlich!

Hartenstein-Klinik Wildetal
Günter-Hartenstein-Str. 8
34537 Bad Wildungen-Reinhardshausen

☎ 05621 881084
Kostenloses Servicetelefon 08001004637
e-mail verwaltung@klinik-wildetal.de
homepage www.kliniken-hartenstein.de

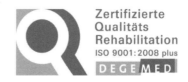

St